面瘫的非手术疗法

李平华／著

U0206240

中国健康传媒集团

中国医药科技出版社

内 容 提 要

　　本书为防治面瘫小册子，介绍了面部的解剖与生理，周围性面瘫的病因病机，检查，诊断，鉴别诊断，药物治疗，针刺、穴位注射、物理、推拿、功能锻炼等疗法。其内容简明，可读性强，适于基层医务人员、初学者及面瘫患者阅读、参考。

图书在版编目（CIP）数据

　　面瘫的非手术疗法 / 李平华著 . — 北京：中国医药科技出版社，2019.4

　　ISBN 978-7-5214-0780-8

　　Ⅰ . ①面… Ⅱ . ①李… Ⅲ . ①面神经麻痹—诊疗 Ⅳ . ① R745.1

　　中国版本图书馆 CIP 数据核字（2019）第 025730 号

美术编辑　陈君杞
版式设计　也　在

出版　**中国健康传媒集团** | 中国医药科技出版社
地址　北京市海淀区文慧园北路甲 22 号
邮编　100082
电话　发行：010—62227427　邮购：010—62236938
网址　www.cmstp.com
规格　880×1230mm $\frac{1}{32}$
印张　4 $\frac{5}{8}$
字数　96 千字
版次　2019 年 4 月第 1 版
印次　2023 年 3 月第 2 次印刷
印刷　三河市百盛印装有限公司
经销　全国各地新华书店
书号　ISBN 978-7-5214-0780-8
定价　**29.00 元**

获取新书信息、投稿、为图书纠错，请扫码联系我们。

前言

　　面瘫为临床常见病、多发病，近年来有增多的趋势，严重影响患者的生活、工作和容貌。我们运用中西药物、针刺（包括体针、浮针、腕针、平衡针、电针、耳针、头针、火针、刺络放血、经筋、梅花针、埋线、割治、筋针、小周天、小针刀等）、穴位注射、理疗、推拿等方法选择性综合治疗，多可取得较好疗效，并且这些方法简便易学，适于基层医务人员、初学者及面瘫患者参考、阅读。本病重症患者，易留后遗症，重点用小周天、热敏灸等疗法，疗效肯定，对于中枢性面瘫也可参考治疗。

　　虽然我们治疗面瘫积累了一些体会，进行了归纳、整理、总结，但由于我们水平有限，本书难免有不足之处，敬请广大同道和读者批评指正。

编　者

2018 年 10 月

目录

第一章 面部的解剖与生理

面瘫分为中枢性面瘫和周围性面瘫，受损部位位于面神经核以上者为中枢性面瘫，受损部位在面神经核及核以下者为周围性面瘫，即平常所说面瘫，也是本书所指面瘫。

周围性面瘫又称周围性面神经麻痹，是指面神经核以下病变所致的面部肌肉瘫痪，尤指茎乳孔内急性非化脓性面神经炎引起的周围性面神经瘫痪，临床以突然发生的一侧面部瘫痪、口眼㖞斜为主症，常发生于一侧，双侧少见，本病临床可发生于任何年龄，以 20~40 岁为多，男性稍多于女性，任何季节均可发病，而以春、秋两季发病率较高。本病属中医"口眼㖞斜""吊线风""口僻"等范畴。

一、面部骨骼及作用

1. 颧骨

颧骨位于面中部前面，眼眶的外下方，呈菱形，形成面颊部的骨性突起。颧骨共有四个突起，分别是：额蝶突、颌突、颞突、眶突。颧骨的颞突向后接颞骨的颧突，构成颧弓。颧骨上缘组成眶外侧缘，下方临上颌骨，内侧紧临上颌骨鼻突，对人体面部侧方起到保护作用，同时也是面部轮廓线的重要组成部分。

2. 上颌骨

上颌骨是位于人体面颅中央的上颌部的骨骼，左、右两块在正中线相连结，上颌骨由 1 个骨体和 4 个突起组成，额突与额骨相连，颧突与颧骨相连，腭突在上腭中缝部左右对连，牙槽突即牙齿所在部位的骨质，上颌骨的上面参与构成眼眶的下壁，下面参与构成口腔顶部，其后下部分呈粗糙之圆形隆起称为上颌结节，上牙槽后神经、血管由此进入上颌骨内。上颌骨的前面有眶下孔，眶下神经、血管即从此孔穿出，为四白穴，是针灸治疗的常用部位。上颌骨的下面即硬腭部，在上颌中切牙的腭侧约 5mm 处有切牙孔，鼻腭神经、血管即从此孔通过。

3. 下颌骨

下颌骨分为体部及升支部，两侧体部在正中联合。下颌升支部上方有两个骨性突起，在后方者称为髁突，在前方者称为喙突（冠突），两者之间的凹缘称为乙状切迹。升支部后缘与下颌骨下缘相交处称为下颌角，下颌角部外侧为咬肌粗隆，有咬肌附着，为颊车穴部位。内侧为翼肌粗隆，有翼内肌附着。升支部内侧面中部有一个孔称下颌孔，此孔在下颌骨内向下向前延伸的管道，称下颌管。下颌管在第一、第二前磨牙牙根之间向外穿出一孔，称颏孔，下牙槽神经、血管从下颌孔进入下颌管向前走行，在颏孔处分出颏神经及血管。

4. 颞骨

颞骨位于颅骨两侧，分 3 部，颞鳞、鼓部和岩部。颞鳞呈鳞片状，前部下方颧突与颧骨的颞突形成颧弓，颧突后端下方有下颌窝，窝的前缘隆起叫关节结节。鼓部是围绕外耳道前面、下面、部分后面的骨板。岩部有三个面，尖端朝向前内侧，前上面中部有一弓状隆起，其外侧为鼓室盖，靠近锥体尖处，有三叉神经压迹。后上面近中央部分有内耳门，下面对向颅底外面，近中央部有颈动脉管外口，在锥体尖处形成颈动脉管内口；外口的后方为颈静脉窝。窝的外侧有细而长的茎突和乳突，二者根部有茎乳孔，有面神经和茎乳动脉通过。面神经经茎乳孔出颅腔，为周围性面瘫的病变部位，也为针灸、穴位注射治疗的主要部位。

5. 额骨

位于前额处，前方紧接着顶骨，形成额和眶的上部，可分为三部分：额鳞，眶部和鼻部。它前与筛骨和鼻骨相连，后通过冠状缝与顶骨相连。额骨内前下方有称为额窦的空腔。额鳞是瓢形或贝壳形的扁骨，内含空腔称额窦；眶部为后伸的水平位薄骨板，构成眶上壁；鼻部位于两侧眶部之间，呈马蹄铁形，缺口处为筛切迹。

二、面部肌肉及作用

面部肌肉位置表浅，起自颅骨的不同部位，止于面部皮肤，主要分布于面部孔裂周围，如睑裂、口裂和鼻孔周围。面部肌肉可分为环形肌和辐射肌两种，有闭合或开大上述孔裂的作用；同时，牵动面部皮肤，显示喜怒哀乐等各种表情。面神经麻痹表现为不同程度的面肌瘫痪、表情异常等。面部肌肉如下。

1. 额肌

起自额上、中部的帽状腱膜，纤维由上而下垂直走行，于眶部眼轮匝肌的浅面和皮下脂肪层的脂肪小叶之间，大部分纤维止于眉区皮肤和皮下，少部分纤维止于眼轮匝肌。由面神经颞支支配，功能是收缩时额部皮肤上移出现皱纹，同时眉部皮肤上移而使眉毛上举，睑裂亦同时开大。

2. 眼轮匝肌

位于眼周皮下，为薄层横椭圆形，围绕睑裂向心分布的肌肉纤维，覆盖眼睑和眶周区域，是具有大量皮肤附着的大括约肌，它很紧密地和很薄的睑部皮肤相连，很难与上部的皮肤分离。可分为眶部轮匝肌、眶隔前轮匝肌、睑板前轮匝肌三部分，功能是收缩时可控制睑裂的闭合，眼轮匝肌中的中、上部分能使内侧眉下降，上部的眼轮匝肌作为眉内收肌，能引起慢性的"斜视"，在眼外侧，则为外侧眉的降肌，并可引起"鱼尾纹"。

3. 皱眉肌

位于两侧眉弓之间，起自眉弓内端、额骨鼻部，肌纤维斜向外上方延伸，跨越眶上神经和血管的浅面，与眼轮匝肌及额肌相融合，止于眉中部。由面神经的颞支支配，功能是收缩时皱眉肌的横头牵拉眉毛向内侧下方移动，使内侧上方皮肤呈现向内下的斜形隆起，加大眉的倾斜度，产生皱眉表情。

4. 降眉肌

位于皱眉肌始段的内侧、额骨的鼻部睑内侧韧带上，平行于眶缘，止于内侧眉皮下及其相邻周围眉间部皮肤，由面神经颞支支配，功能是收缩牵引眉间部皮肤向下，可加强皱眉肌形成表情，使鼻根部产生水平的横向皱纹。

5. 降眉间肌

位于鼻根部，与额肌内侧部纤维连续，起自鼻背下部的筋膜和鼻外侧软骨的上部，肌纤维进入前额下部两眉间，上行止于眉间部皮肤。由面神经颞支支配，功能是收缩使侧鼻软骨向上，鼻长度缩短，向下牵拉眉内侧角皮肤向下，产生鼻根部的横向皱纹。

6. 口轮匝肌

口轮匝肌环绕口唇，可分为深浅两层，深层肌肉较薄，紧贴于口唇的黏膜，肌纤维环绕口周有括约肌，浅层的肌肉较大。由面神经颊支和下颌缘支支配。功能是口轮匝肌收缩可闭口，并使上下唇与牙紧贴，可做努嘴、吹口哨等动作。

7. 提上唇肌

起于眶下缘偏内侧骨面，止于上唇皮肤、肌肉，由面神经颊支支配，功能是能使上唇提升，它的收缩能形成中部的鼻唇沟。

8. 提上唇鼻翼肌

起自眶壁内侧上颌骨鼻突，止于口轮匝肌中部和鼻翼处，由面神经颊支支配，收缩时上提上唇，牵引鼻翼向上，使鼻孔开大，同时加深鼻唇沟。

9. 颧小肌

起于颧骨，止于上唇皮肤，由面神经颊支及颧支支配，收缩时可向外上方牵拉口角，提起上唇以暴露上颌牙齿，还参与提起并加深鼻唇沟。

10. 颧大肌

位于皮下，呈带状，起于颧骨，斜越咬肌、颊肌和面动脉、面静脉的浅面，止于口角的皮肤和黏膜。由面神经颧支支配，收缩时可向外上方牵拉口角，使面部表现笑容。

11. 笑肌

起于腮腺筋膜，止于口角水平轴皮肤，由面神经颊支支配，收缩可牵拉口角向外侧活动，呈微笑状。

12. 降口角肌

位于口角下部的皮下，为三角形的扁肌，故又名三角肌，位于颏结节与第一磨牙之间，肌纤维斜向内上方，遮盖颏孔，逐渐集中于口角，由面神经下颌缘支支配。功能是收缩时引起口角皱纹，并下降口角及下唇。

13. 提口角肌

起于上颌骨眶下孔下方的尖牙窝，止于口角皮肤，由面神经颊支支配，功能是牵拉上提口角。

14. 降下唇肌

起于下颌骨斜线、下颌联合线与颏孔之间，止于下唇皮肤，功能是下降口角及下唇。

15. 颏肌

起于下颌骨前方，止于下颌皮肤，功能是上提下唇。

三、面神经及作用

面神经是第七对脑神经，由感觉、运动和副交感神经纤维组成，分别管理舌的味觉，面部表情肌运动及支配舌下腺、下颌下腺和泪腺的分泌，约有一万根神经纤维，70% 为运动纤维，其粗细可占骨管容积之 30%~50%，其余由血管和结缔组织充填。走行于颞骨内，长约 3.5cm，是颅神经走行于骨管中最长者，从其中枢到末梢之间的任何部位受损，皆可导致部分性或完全性面瘫。

面神经的运动核位于桥脑下部、上橄榄体外侧，向上通往额叶中央前回下端的面神经皮层中枢，部分面神经核接受对侧大脑运动皮层的锥体束纤维，发出的运动纤维支配同侧的颜面下部肌肉，其余面神经核接受两侧大脑皮层的锥体束纤维，发出的运动纤维支配额肌、眼轮匝肌、皱眉肌。当一侧脑桥以上受损，只引起对侧颜面下部肌肉瘫痪，颜面上部肌肉正常，皱眉、闭眼功能存在，此为鉴别核上瘫、核下瘫的依据。

1. 面神经的分段

面神经全长可分为 8 段，面神经分段如下（图 1-1）。

（1）运动神经核上段：上起额叶中央前回下端的面神经皮层中枢，下达脑桥下部的面神经运动核。

（2）运动神经核段：面神经根在脑桥中离开面神经核后，绕过展神经核至脑桥下缘穿出。

（3）小脑脑桥角段：面神经离开脑桥后，跨过小脑脑桥角，会同听神经抵达内耳门。此段虽不长，但可被迫扩展到 5cm 而不发生面瘫。

（4）内耳道段：面神经由内耳门进入内耳道，偕同听神经到达内耳道底。

（5）迷路段：面神经由内耳道底的前上方进入面神经管，向外于前庭与耳蜗之间到达膝神经节，此段最短，长 2.25~3mm。面神经第 1 个分支岩浅大神经由膝神经节前方分出，含副交感分泌纤维，支配泪腺、腭及鼻黏膜的腺体分泌。

（6）鼓室段：起自面神经膝神经节，向后并微向下，经鼓室内壁的骨管，达前庭窗上方、外半规管下方，到达鼓室后壁锥隆起平面，因其基本呈水平方向行走，故又名面神经管水平段。面神经第 2 个分支镫骨肌神经由锥隆起后方分出，经锥隆起内的小管出颞骨，分布到镫骨肌，支配鼓室内的镫骨肌。

（7）乳突段：起自面神经管锥隆起平面，垂直向下行走，止于茎乳孔，又名面神经管垂直段，成人距乳突表面大多超过 2cm，在面神经出茎乳孔前约 6mm 发出第 3 个分支，即为鼓索神经，经过鼓索小管入鼓室，传导味觉冲动及支配下颌下腺和舌下腺的分泌。

（8）颞骨外段：面神经出茎乳孔后，在茎突的外侧向外、前走行进入腮腺。主干在腮腺内分为上支与下支，二者弧形绕过腮腺岬部后又分为颞支、颧支、颊支、下颌缘支和颈支等 5 支，各分支间的纤维相互吻合，最后分布于面部表情肌群。

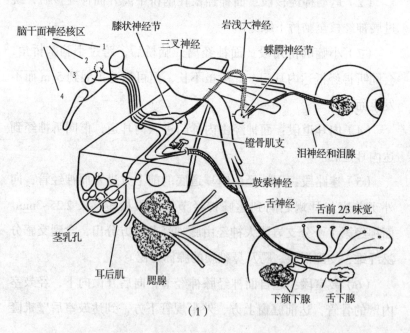

（1）

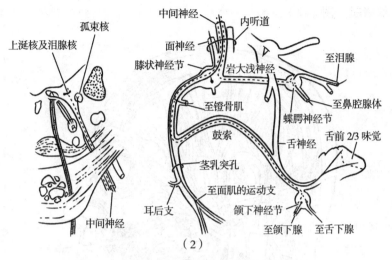

（2）

图 1-1 面神经分段示意图

2. 面神经自上而下的分支

（1）岩浅大神经：自膝神经节的前方分出，经翼管神经到蝶腭神经节，分布到泪腺和鼻腔腺体。

（2）镫骨肌神经：自锥隆起后方由面神经分出，经锥隆起内之小管到镫骨肌。

（3）鼓索神经：穿过鼓室并入三叉神经的舌神经，其感觉纤维到达舌前2/3，司味觉，其副交感纤维到达下颌下神经节，司颌下腺及舌下腺分泌。

（4）面神经出茎乳孔后发出的分支：出茎乳孔后先发一较小的感觉支，司耳甲及耳道后壁的皮肤感觉。另发一较小的运动支，司二腹肌及茎突舌肌的运动。

（5）面神经面部分支：面神经入腮腺后组成腮腺丛，又分为上下两支，上支发出颞支及颧支，下支分出颊支、下颌缘支及颈支，5大分支的纤维又互相吻合，最后分布于表情肌群，支配面部诸肌（图1-2）。

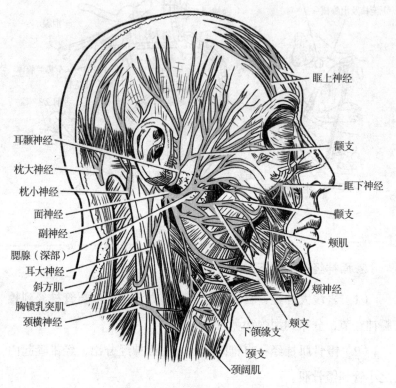

眶上神经

耳颞神经
枕大神经
枕小神经
面神经
副神经
腮腺（深部）
耳大神经
斜方肌
胸锁乳突肌
颈横神经

颧支
眶下神经
颧支
颊肌
颊神经
颊支
下颌缘支
颈支
颈阔肌

图1-2　面神经面部分支示意图

①颞支（额支）：颞支有1~2支，自颞面干发出后支配额肌、耳前肌、耳上肌、眼轮匝肌、皱眉肌。

②颧支：3~4支，支配颧肌（颧大肌、颧小肌）、眼轮匝肌、上唇方肌。

③颊支：3~4支，支配上唇部肌、鼻肌、颊肌、笑肌。

④下颌缘支：支配降口角肌、降下唇肌、颏肌、笑肌。

⑤颈支：支配颈阔肌。

面神经在腮腺的浅叶与深叶之间，支配的薄肌有两层，一层在皮肤和皮下组织，能使面部活动以传达表情，一层分布于面部 3 个轮匝肌及其周围肌。3 个轮匝肌对称的眼轮匝肌使眼裂闭合，单个的口轮匝肌有三组肌群，将口及口角向不同方向牵拉。面神经主要分支及其相应功能如下（表 1-1）。

表 1-1　面神经主要分支及其相应功能表

面神经分支	损伤部位	作用
耳后支	耳后肌	耳朵向后运动
	枕额肌枕腹	头皮向后运动
颞支	耳前肌	耳朵向前运动
	耳上肌	提耳
	枕额肌额腹	头皮向前运动
	皱眉肌	眉毛向下和中间运动
	降眉间肌	眉毛向下运动
颞支和颧支	眼轮匝肌	闭眼和眼周围皮肤收缩
颧支和颊支	颧肌	上提口角
颊支	颧肌	提上唇
	提上唇肌	提上唇和中部的鼻唇褶
	上唇举肌	上举鼻唇褶
	笑肌	侧拉辅助微笑
	颊肌	嘴角向后运动和收缩颊部
	提口角肌	使嘴角向上和向中线运动
	口轮匝肌	嘴唇接近和紧闭嘴唇
	鼻肌、鼻扩张肌	开大鼻孔
	鼻肌、鼻收缩肌	缩小鼻孔

续表

面神经分支			损伤部位	作用
颊支和下颌缘支			口角降肌	口角向下运动
			下唇降肌	下唇向下运动
下颌缘支			颏肌	下颌的皮肤向下运动
颈支			颈阔肌	口角向下运动
中间神经	副交感	由膝神经节发经岩浅大神经、翼管神经	蝶腭神经节换元	泪腺、鼻腔黏膜腺体
		鼓索神经 运动纤维	下颌下神经节换元	颌下腺、舌下腺
		鼓索神经 感觉纤维	膝神经节假单极细胞中枢突入脑干延髓孤束核上端，周围突经鼓索神经下行	腭、舌前2/3味觉
		躯体感觉纤维	加入迷走耳支	外耳道后壁皮肤

四、面部的血液供应

面神经的血管供应来源于颈动脉和椎动脉系。内耳道与迷路段由迷路动脉分支供给，乳突段、鼓室段由茎乳动脉和脑膜中动脉的岩动脉降支供应。鼓室段侧支循环比乳突段丰富，故愈合能力也较强。整个神经行程均有节段性血管进入供应血运，故允许神经有一定程度位移而不发生缺血坏死。静脉主要经茎乳孔和面神经骨管裂孔到达骨外。

五、面部韧带及作用

面部韧带包括颧弓韧带、下颌骨韧带、颈阔肌 - 耳韧带和颈阔肌 - 皮肤前韧带、内眦韧带、外眦韧带等，为浅表肌腱膜系统（SMAS）和真皮与深筋膜和骨膜的锚定点，起支持、固定其相应区域面部的皮肤、皮下软组织，维持正常的解剖位置的作用。

第二章 病因病机

一、中医病因病机

周围性面瘫的发病根于正气不足，络脉空虚，卫外不固，外邪入侵于面部经络，气血阻滞，经脉失养，以致肌肉弛缓不收。头为诸阳之会，百脉之宗，阳经易受外邪侵袭，风属阳邪，具有向上、向外散发的作用，所以风邪伤人，易侵犯人体的高位（如头面和肌表）而发为面瘫。《灵枢·经筋第十三》："卒口僻，急者目不合，热则筋纵，目不开，颊筋有寒，则急引颊移口；有热则筋弛纵缓不胜收，故僻。"

（一）外因

外因为发生面瘫的外在原因，有感受风寒、风热之邪，损伤等。

1.感受外邪，侵袭面部

风邪兼寒、热、湿等六淫邪气致病，尤其外风，风寒、风热、湿浊痹阻面络，以致经气流行失常，气血不和，经筋失于滋养，其中感受风寒者居多，多较轻，多由睡卧当风，或迎风而处，感受孔隙所来之风寒侵袭经络而发病；偶有外感风热之邪，多较重，而出现口眼㖞斜、耳际疼痛、耳廓疱疹、口苦等。

2.跌仆损伤，面络瘀阻

跌仆损伤、手术等外伤致耳后、面部损伤，血瘀脉外，痹阻气血，经脉不通，面络瘀阻，面部失于濡养而见麻木、无力。损伤较轻，麻木不重，面络瘀阻消散吸收，血脉通畅，面部经脉得养，则预后良好；损伤较重或完全损伤，面络瘀阻较重，面部经脉失养，则预后较差，较难恢复。

（二）内因

内因为发生面瘫的根本原因，中医认为与气血亏虚、七情内伤、饮食失调等因素有关。

1.气血虚弱，筋失所养

多由于素体衰弱，气血不足，或脾气虚，不能化生而继见血少，以致气血两虚，或病后失养，气血亏虚。气具有温养肌肉筋骨、充润皮肤、肥盛腠理、护卫肌表、推动机体各组织器官功能活动的作用。血具有营养、滋润作用，以供给机体各脏腑、经络、肌肉、筋骨、关节等的需要。气与血均来源于水谷精微，由后天脾胃化生，气为血之帅，血为气之母，二者相互依存，相互化生，血的生成离不开气，血又不断地为气的功能活动提供水谷精微，使气持续不断地得到补充，故《难经本义》曰："气中有血，血中有气，气与血不可须臾相离，乃阴阳互根，自然之理也。"二者共同完成对机体的温煦、推动、防御、营养、滋润作用。

如果气虚功能不足，则化生血液不足，血虚不能载气，气得不到水谷精微的持续补充而致血虚，最终形成气血两虚，面部经脉失于滋润、充养而麻木、无力。气血不足，经脉空虚，卫外不固，外邪更易侵袭面部经脉，气血痹阻，经筋失养而发病。

2. 内伤七情，气滞血瘀

七情即喜、怒、忧、思、悲、恐、惊等七种正常的情志活动，是人的精神意识对外界事物的正常反应，不会致病，当其超过人体正常的生理反应范围，情志不调，或怒，或忧，或思虑过度，或精神紧张等内伤七情，使人体气机运行紊乱，脏腑气血失调，气机郁结、郁滞，疏泄失职，肝气郁结，气为血之帅，气行则血行，气滞则血瘀，形成气滞血瘀，痹阻于面，面失所养则见面瘫，全身可见或烦躁易怒，或抑郁寡欢，并随精神刺激加重。

3. 饮食失节，痰湿内生

《素问·痹论》曰："饮食起居处，为其病本。"饮食是保证人体生命和健康的基本条件，脾胃主运化水谷、水湿，脾气健运则运化正常，痰湿无从产生。若饮食不节，或饮食偏嗜，或过食生冷，寒邪直中，皆可损伤脾胃，导致脾胃的腐熟、运化功能失常，引起消化机能障碍，水谷、水湿内停，日久湿聚为痰为饮，形成痰湿，或过食肥甘厚味，嗜酒无度，内蓄痰湿，痰浊水湿痹阻于面部经络，壅滞气血而发病。或痰湿内生，肝风内动，痰动生风，风痰上窜经络，气血痹阻，经隧不通，气不能行，血不能濡而致病。

总之本病因风寒、风热、湿浊痹阻面络，以致经气流行失常，气血不和，经筋失于滋养而致面瘫；或因气血不足，脉络空虚，风邪入中经络，气血痹阻，经筋失养而致面瘫；或因嗜酒肥甘，饥饱失宜，脾失健运，聚湿生痰，痰动生风，风痰上窜经络，气血痹阻，经隧不通；或因阳气虚损，无力鼓动血的运行，以致气虚血瘀，筋脉失养而致面瘫；或因面部外伤，经脉瘀阻，筋脉失养。肝为刚脏，体阴用阳，若喜怒气逆，上窜面部，损伤阳明脉络，牵动缺盆与面颊而致面瘫。

（三）经络瘀滞，筋脉失养

手足阳明、少阳、太阳等经络循行于面部、耳周、眼周、口鼻、下颌等部，是面部的经络，为面瘫的病变结络。

1. 手足三阳经脉、经筋、络脉循行

（1）手足阳明经

①手足阳明经脉：手阳明经脉循行于面颊、下齿，挟口、鼻孔等（图2-1）。《灵枢·经脉第十》："大肠手阳明之脉……其支者，从缺盆上颈，贯颊，入下齿中，还出挟口，交人中，左之右，右之左，上挟鼻孔。"足阳明经脉循行于鼻旁、上齿、口唇、面颊、耳前、发际、额颅等（图2-2）。邪侵足阳明经脉，易致面瘫。《灵枢·经脉第十》："胃足阳明之脉，起于鼻，交頞中，旁约太阳之脉，下循鼻外，入上齿中，还出挟口环唇，下交承浆，却循颐后下廉，出大迎，循颊车，上耳前，过客主人，循发际，至额颅……"足阳明之正加强了足阳明经与口、目、面的联系。《灵枢·经别第十一》："足阳明之正……上循咽出于口，上頞顝，还系目系，合于阳明也。"可见手足阳明经脉与颜面有着密切联系。

②手足阳明经筋：手阳明经筋循行于面颊、下颌等。《灵枢·经筋第十三》："手阳明之筋……其支者，上颊，结于顑；直者，上出手太阳之前，上左角，络头，下右颌。"足阳明经筋循行于口、面、鼻、目下等，足阳明经筋病变，可致面瘫。《灵枢·经筋第十三》："足阳明之筋……上颈，上挟口，合于顑，下

结于鼻，上合于太阳。太阳为目上网，阳明为目下网；其支者，从颊结于耳前。其病……卒口僻，急者目不合，热则筋纵，目不开。颊筋有寒，则急引颊移口，有热则筋弛纵，缓不胜收，故僻。"可见手足阳明经筋与颜面也有着密切联系。

③手足阳明络脉：手足阳明皮部的络脉，反映了面瘫络脉的瘀滞状况。《素问·皮部论篇第五十六篇》："阳明之阳，名曰害蜚，上下同法，视其部中有浮络者，皆阳明之络也。"颜面部病变也可有手足阳明的络穴受累，尤其是井穴。

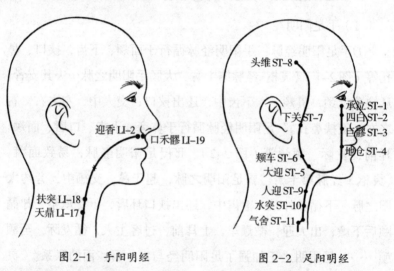

图 2-1　手阳明经　　　　　图 2-2　足阳明经

（2）手足少阳经

①手足少阳经脉：手少阳经脉循行于耳周、耳中、面颊、目外眦等（图 2-3）。《灵枢·经脉第十》："三焦手少阳之脉……上项，系耳后，直上出耳上角，以屈下颊至𬱟；其支者，从耳后入耳中，出走耳前，过客主人，前交颊，至目锐眦。"足少阳经脉循行于目外眦、耳周、耳中、目下等（图 2-4）。《灵枢·经脉第十》："胆足少阳之脉，起于目锐眦，上抵头角，下耳后，

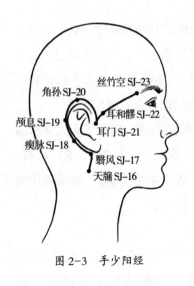

图 2-3　手少阳经

循颈，行手少阳之前，至肩上，却交出手少阳之后，入缺盆；其支者，从耳后入耳中，出走耳前，至目锐眦后；其支者，别锐眦，下大迎，合于手少阳，抵于頄，下加颊车。"足少阳之正又进一步加强了足少阳经与面部、目系的关系。《灵枢·经别第十一》："足少阳之正……以上挟咽，出颐颔中，散于面，系目系，合少阳于外眦也。"可见手足少阳经脉与颜面也有着密切联系。

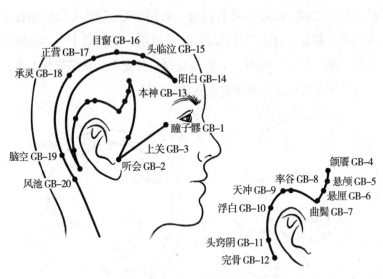

图 2-4　足少阳经

②手足少阳经筋：手少阳经筋循行于耳前、目外眦、下颌等。《灵枢·经筋第十三》："手少阳之筋……其支者，上曲牙，

循耳前，属目外眦，上乘颔，结于角。"足少阳经筋循行于耳后、额角、颧部、目外眦等。《灵枢·经筋第十三》："足少阳之筋……循耳后，上额角，交巅上，下走颔，上结于頄；支者，结于目外眦，为外维。"可见手足少阳经筋与颜面也有着密切联系。

③手足少阳络脉：手足少阳皮部的络脉，反应了面瘫络脉的瘀滞状况。《素问·皮部论篇第五十六篇》："少阳之阳，名曰枢持，上下同法，视其部中，有浮络者，皆少阳之络也。"颜面部病变也可有手足少阳的络穴受累，尤其是井穴。

（3）手足太阳经

①手足太阳经脉：手太阳经循行于面颊至目外眦、耳部、颧、鼻、目内眦等（图2-5）。《灵枢·经脉第十》："小肠手太阳之脉……其支者，从缺盆循颈上颊，至目锐眦，却入耳中；其支者，别颊上頗，抵鼻，至目内眦，斜络于颧。"足太阳经循行于目内眦、额部、耳上等（图2-6）。《灵枢·经脉第十》："膀胱足太阳之脉，起于目内眦，上额，交巅；其支者，从巅至耳上角。"可见手足太阳经脉与颜面有着密切联系。

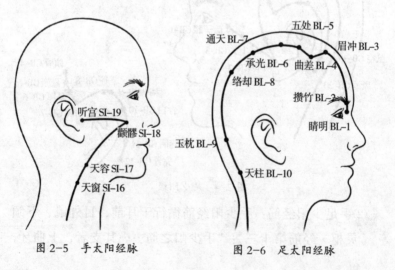

图2-5 手太阳经脉　　　　　图2-6 足太阳经脉

②手足太阳经筋：手太阳经筋循行于耳后、耳中、耳上、下巴、目外眦等。《灵枢·经筋第十三》："手太阳之筋……结于耳后完骨；其支者，入耳中；直者，出耳上，下结于颔，上属目外眦。"足太阳经筋循行于颜面、鼻、颧部等，为目上网。《灵枢·经筋第十三》："足太阳之筋……上头下颜，结于鼻；其支者，为目上网，下结于顺……其支者，出缺盆，邪上出于顺。"

③手足太阳络脉：手足太阳皮部的络脉，反应了面瘫络脉的瘀滞状况。《素问·皮部论篇第五十六篇》："太阳之阳，名曰关枢，上下同法，视其部中有浮络者，皆太阳之络也。"颜面部病变也可有手足太阳经的络穴受累，尤其是井穴。

2. 面瘫的结络病因病机

面瘫的发病根于正气不足，经络空虚，卫外不固，外邪入侵于面部经络，气血阻滞，经脉失养，以致筋肉弛缓不收。头为诸阳之会，百脉之宗，阳经易受外邪侵袭，风属阳邪，具有向上、向外散发的作用，所以风邪伤人，易侵犯人体的高位而发为面瘫。本病病位在经络，主要是手足阳明、少阳、太阳经络受病，但有所侧重，以手足阳明为主，可为单纯经脉病，或经筋病，或络脉病，也可经脉、经筋、络脉同时涉及，经脉、经筋、络脉同病、共病，病邪可侵袭一侧，奇邪也可流溢对侧，治疗可单独取经脉，或经筋，或络脉，也可经脉、经筋、络脉同时治疗，手足、双侧同时治疗，尤其疑难病症患者，同时治疗才能取得较好疗效。《灵枢·邪气脏腑病形第四》："诸阳之会，皆在于面。中人也，方乘虚时及新用力，若饮食汗出腠理开，而中于邪。中于面则下阳明，中于项则下太阳，中于颊则下少阳。"《灵枢·经筋第十三》："足之阳明，手之太阳，筋急则口目为僻。"

二、西医病因病理

（一）病因

颅内、颞骨内及颈、面部的各种疾病如感染、外伤、肿瘤、中毒等引起面神经出血、缺血、水肿、受压、牵张、断裂、破碎等，均可出现面神经麻痹。

1. 中枢性（即核上性）面神经麻痹

在面神经运动核以上，如大脑脚、内囊、基底节、大脑皮层下及大脑皮层等处的病变，如肿瘤、脑血管栓塞或出血、脑外伤、多发性硬化、脑脓肿、脑炎、脑动脉瘤、脊髓灰质炎等，多合并半身不遂等。

2. 周围性（包括核性与核下性）面神经麻痹

即我们常说的面瘫，包括如下疾病。

（1）颅内疾病：自桥脑下部的面神经运动核至内耳道间的各种病变，均可导致此段面神经受损，如桥小脑角肿瘤（含听神经膜瘤）、胆脂瘤、颅底脑膜炎、脑干脑炎、颅底骨折或出血等。

（2）颞骨内疾病：颞骨内病变引起的面神经麻痹最多见，与耳鼻咽喉科关系最为密切，常见的有急、慢性化脓性中耳炎，结核性中耳炎，手术外伤，颞骨骨折，贝尔面瘫，耳带状疱疹，以及中耳癌、颈静脉球瘤、面神经肿瘤、听神经瘤及转移性肿瘤、外耳道和面神经先天性畸形等。以复发性周围性面瘫、上唇及面部肿胀、舌裂为特征的 Melkerson-Rosenthal 综合征，其面神经病变亦可能在颞骨段。

（3）颈、面部疾病：颈上深部和腮腺的良性或恶性肿瘤、产伤、手术或面部暴力伤、耳源性颈深部脓肿等。新生儿面神经麻痹除先天性畸形外，可因妊娠后期胎位不正而面部受压所致，或产程中由于产道狭窄、不当的产钳助产等造成颞骨外面神经损伤，这种面瘫多为不完全性，预后一般较好。

（4）各种传染性或中毒性面神经炎：如白喉、铅中毒、梅毒等，可侵犯面神经。结节病、白血病、传染性单核细胞增多症亦可引起面瘫，但病变部位尚不清楚，可双侧受累。

（5）代谢障碍性疾病：如糖尿病，维生素缺乏，甲状腺功能亢进、低下，妊娠等，与糖尿病和血管硬化引起的缺血有关。

（6）神经源性病变：神经源性病因引起的面神经麻痹占全部面神经麻痹的5%。有许多颅内非创伤性神经源性面神经麻痹以及脑血管病，都是面神经麻痹的病因。

（7）神经性疾病：如急性感染性神经炎、多发性硬化、重症肌无力等。

（8）血管机能不全和先天性面神经核发育不全。

3. 贝氏面神经麻痹

贝尔面瘫（bell paisy）是一种原因不明的急性周围性面瘫，又称特发性面瘫（idiopathic palsy），临床最常见，为周围性面瘫的主体，发病率为 $15/100000 \sim 40/100000$ 居民，任何年龄均可发病，但20~40岁者最多见，占所有面神经麻痹病例的60%~75%，最常见的是单侧面神经麻痹。面神经麻痹的程度可以是完全性或不完全性麻痹，在排除其他病因后考虑此诊断。在不用治疗下，Bell麻痹完全恢复率为71%，13%的患者仅遗留轻度的后遗症。

（二）病理

受寒冷和凉风刺激后发病，由于寒冷的骤然刺激或其他原因刺激引起血管的运动神经反射，导致神经营养血管痉挛、收缩，致使神经缺血、水肿、受压。面神经进入内听道后便一直在弯曲狭窄的骨管内走行，是人体内居于骨管中最长的神经，其穿行骨管约 3.1~3.3cm，血运局限，侧支代偿差，容易引起缺血性损害，而面神经迷路段的骨管尤为狭窄，毛细血管密度较小，更容易发生缺血损伤。另外，位于内听道和膝状神经节之间的迷路段面神经缺少神经外膜和神经外周组织，对各种刺激的抵抗力差，更容易受损水肿。面神经发生缺血、水肿后受压，面神经骨管内压力增加，影响了面神经的血供，这些病理因素相互联系，形成恶性循环，使神经功能发生障碍而出现面肌瘫痪。

面瘫的病理改变可能有两种情况，即神经传导阻滞及神经变性，传导阻滞是可逆性改变，当病因消除即可完全恢复。而神经变性是不可逆的病理变化，功能的恢复要靠神经再生。面神经受到挤压、牵拉、断裂、温度及其他形式的损伤时，其传导功能受到妨碍，在临床上表现为面瘫。Sunderland 将面神经损伤分为五度：①1 度，损伤为生理性传导阻滞，神经纤维在阻断处的近端或远端都可以接受电刺激而传导，但不能通过阻断处，在阻断处近心端用电刺激，轴突只能向心传导，而不能通过阻断处向远端（即肌肉端）传导，但在阻断处远端用电刺激时，可正常地引起肌肉收缩，传导阻滞时轴突内的轴浆没有断离，保持着神经元和终器之间的连续性，因而也不发生华氏变性，当损伤因素等消除，或经过适当时间，神经功能可以完全恢复。②2 度，若轴突断离，而神经内膜尚完整时称轴突断伤为 2 度损伤。伤后远端轴突于 24 小时内开始发生华氏变性，因而在 2~3 日后将失去对电刺激的传导。2 度损伤时由于神经内膜管完整，故轴突再生时仍可完全按原有走向生长，恢复后将不留后遗症，如联带运动等。③ 3 度，神经束膜完整，而轴突及神经内膜皆损伤、断离时称神经内膜断伤为 3 度损伤，神经纤维再生时可因瘢痕阻隔，轴突不一定生长到原来的神经内膜管，也可能生长到另一种功能的神经内膜管，因而神经功能恢复后可以出现后遗症，如联带运动。④ 4 度，仅神经外膜完整，神经束膜也断离的损伤称为神经束膜断伤，为 4 度损伤，如不加修复，将仅能部分恢复。⑤ 5 度，若神经外膜也发生断离则称神经断伤为 5 度损伤，若不加修复则恢复无望。

第三章　诊断与鉴别诊断

一、检查

1.静止检查

（1）茎乳突：检查茎乳突是否有疼痛、压痛，患侧颞部、面部是否有疼痛、压痛。

（2）额部：检查额部皮肤皱纹是否相同、变浅或消失，眉目外侧是否对称、下垂。

（3）眼：检查眼裂的大小，两侧是否对称、变小或变大，上眼睑是否下垂，下眼睑是否外翻，眼睑是否抽搐、肿胀，眼结膜是否充血、溃疡，是否有流泪、干涩、酸、胀的症状。

（4）耳：检查是否有耳鸣、耳闷、听力下降。

（5）面颊：检查鼻唇沟是否变浅、消失或加深。面颊部是否对称、平坦、增厚或抽搐。面部是否感觉发紧、僵硬、麻木或萎缩，是否有压痛。

（6）口：检查口角是否对称、下垂、上提或抽搐，口唇是否肿胀，人中是否偏斜，口腔颊黏膜咬合白线是否明显。

（7）舌：检查患侧味觉是否受累。

2. 运动检查

（1）抬眉运动：检查额枕肌额腹的运动功能，重度患者额部平坦，皱纹一般消失或明显变浅，眉目外侧明显下垂，为周围性面瘫的症状。

（2）皱眉：检查皱眉肌是否能运动，两侧眉运动幅度是否一致，异常则为周围性面瘫。

（3）闭眼：闭眼时应注意患侧有无提口角运动，患侧能否闭严，及闭合的程度，异常则为周围性面瘫。

（4）耸鼻：观察压鼻肌是否有皱纹，两侧上唇运动幅度是否相同。

（5）示齿：注意观察两侧口角运动幅度，口裂是否变形，上下牙齿暴露的数目及高度是否一致。

（6）努嘴：注意观察口角两侧至人中的距离是否相同，努嘴的形状是否对称。

（7）鼓腮：主要检查口轮匝肌的运动功能。

3. 神经检查

（1）睫毛征：睫毛征是初期面瘫的重要体征之一。当面神经麻痹时，则睫毛外露，尤其是在轻度麻痹的情况下，用力闭双眼，开始睫毛不对称现象并不明显，但经过短暂时间之后，轻度麻痹侧的睫毛便慢慢显露出来，称为睫毛征阳性。

（2）颈阔肌征：颈阔肌征是常见的面瘫症状，患者头用力地前屈，其表现为面瘫患者的一侧颈阔肌不收缩，而另一侧的颈阔肌是收缩的，这些症状可见于中枢性面瘫患者或周围性面瘫患者。

（3）眼睑震颤现象：眼睑震颤现象是轻度面瘫的症状之

一。中风面瘫表现为：强力闭合双眼，检查者用力扳其闭合的上睑，此时感到一侧上睑有细微的肌肉挛缩性颤动现象，另一侧则没有。

（4）瞬目运动：仔细观察患者瞬目情况，可见双侧瞬目运动不对称，这种现象意义较大。如嘱患者做瞬目运动，则轻度麻痹侧，瞬目运动缓慢且不完全。

（5）反射：反射异常为面瘫症状之一，因为面神经的麻痹，麻痹的一侧常会出现瞬目反射、视反射、眼轮匝肌反射、口轮匝肌反射低下等。

①眼轮匝肌（简称眼肌）反射：是由于光、声、角膜触觉或面部叩打等刺激诱发的防御反射，起着保护眼球的作用。眼肌反射检查不仅可用于检查三叉神经、面神经的疾病，也可检查脑干功能障碍，故可作为脑干功能的客观检查法，本检查法对面神经疾病的诊断，具有独特的优点。

②角膜反射：被检查者向内上方注视，医师用细棉签毛由角膜外缘轻触患者的角膜。正常时，被检者眼睑迅速闭合，称为直接角膜反射。同时和刺激无关的另一只眼睛也会同时产生反应，称为间接角膜反射。直接与间接角膜反射皆消失见于患侧三叉神经病变（传入障碍）；直接反射消失而间接反射存在，见于患侧面神经瘫痪（传出障碍）；角膜反射完全消失见于深昏迷患者。

③口轮匝肌反射：用手指尖或叩诊锤轻叩被检查者上唇或鼻旁，见同侧上唇方肌及口角提肌收缩，使上唇及口角提起，正常人无此反射，见于皮质脑干束病变。

4.面瘫的定位

（1）损害位于鼓索神经远端，只出现面肌麻痹。

（2）损害位于鼓索神经与镫骨肌支之间，出现面肌麻痹、舌前 2/3 味觉缺失、听力下降。

（3）损害位于膝状神经节与镫骨肌支之间，出现面肌麻痹、舌前 2/3 味觉缺失、听力下降、听觉过敏。

（4）损害位于内耳道与膝状神经节之间，出现面肌麻痹，唾液腺、泪腺分泌减少，舌前 2/3 味觉缺失，听力下降，听觉过敏。

（5）损害位于颅后窝，出现面肌麻痹，唾液腺、泪腺分泌减少，舌前 2/3 味觉缺失，听力下降，听觉过敏，脑干或其他脑神经受损。

5. 辅助检查

依据可能的病因选择必要的有选择性的检查。

（1）血常规、血电解质：一般无特异性改变，起病时血象可稍偏高。

（2）血糖、免疫项目、脑脊液检查：多正常，如异常则有鉴别诊断意义。

（3）肌电图、神经电图检查：肌电图可见失神经肌电位，说明面肌出现一定损伤；神经电图主要提供神经变性的客观依据，以便于进行最后诊断。

（4）X 线、CT、MRI 检查：一般面瘫 X 线、CT、MRI 正常，头颅 X 线可发现颞骨骨折、颅底骨折及可能存在的内耳道扩大、乳突骨质破坏等。头颅 CT 或 MRI 检查不但可显示出小脑桥脑角及内听道听神经瘤和其他肿瘤，还可清晰地显示出内听道的扩大、骨质破坏等改变。

二、诊断

1.面瘫的诊断

（1）病史：发病突然或有面部受凉、受风病史，春秋为多。

（2）发病：除部分患者起病后有耳痛、颜面部不适外，多数患者因说话不便、刷牙漏水，或被他人发现患病，部分患者一发病即达最严重，多数逐渐加重。

（3）症状：多数患者往往于清晨洗脸、漱口时突然发现一侧面颊动作不灵、嘴巴歪斜，病侧面部表情肌完全瘫痪者，前额皱纹消失、眼裂扩大、鼻唇沟平坦、口角下垂，在微笑或做露齿动作时，口角下坠及面部歪斜更为明显，病侧不能做皱额、蹙眉、闭目、鼓气和噘嘴等动作。鼓腮和吹口哨时，因患侧口唇不能闭合而漏气，进食时食物残渣常滞留于病侧的齿颊间隙内，并常有口水自该侧淌下。由于泪点随下睑外翻，使泪液不能正常引流而外溢，其中周围性面瘫发病率很高，而最常见者为面神经炎或贝尔麻痹，部分患者可有舌前 2/3 味觉障碍、外耳道疱疹等。

（4）神经检查：角膜反射、眼轮匝肌反射、口轮匝肌反射、瞬目反射均减退。损害在茎乳孔以上影响鼓索支时，则有舌前 2/3 味觉障碍；损害在镫骨肌神经处，可有听觉障碍；损害在膝状神经节，可见乳突部疼痛、外耳道及耳廓之感觉障碍或出现疱疹样损害；损害在膝状神经节以上，可有泪液、唾液减少。

（5）肌电图：可表现为异常。肌电图检查多表现为单相波或无动作电位，多相波减少，甚至出现正锐波和纤颤波等，对诊断疾病有重要意义。

2.面瘫的分期

面瘫的分期是为了指导治疗或判断预后。

（1）急性期（早期）

发病后 1~7 天，又称急性期或面神经炎性水肿进展期，此期病情不稳定，症状有加重趋势。

（2）平稳期（中期）

发病后 8~20 天为平稳期，此期症状逐渐稳定，可有部分恢复。

（3）恢复期（后期）

发病后 20~60 天，病情逐渐恢复，症状逐步消失，病情向愈，80%~90% 恢复正常。

（4）后遗症期（晚后期）

发病 2 个月之后，占 10%~20%，此时恢复较慢，可完全恢复，也可部分恢复，多遗留不同程度的后遗症。

3.面瘫分级标准

根据面瘫的分级可掌握病变的轻重。

Ⅰ级：正常，各区面肌运动正常。

Ⅱ级：轻度功能异常。大体：仔细检查时有轻度的面肌无力，可有非常轻的联带运动。静止状态：面部对称，肌张力正常。运动：额部正常，稍用力闭眼完全，口角轻度不对称。

Ⅲ级：中度功能异常。大体：明显的面肌无力，但无面部变形，联带运动明显或半面痉挛。静止状态：面部对称，肌张力正常。运动：额部活动减弱，用力后闭眼完全，口角用最大力后轻度不对称。

Ⅳ级：中重度功能异常。大体：明显的面肌无力或面部变形。静止状态：面部对称，肌张力正常。运动：额部无运动，闭眼不完全，口角用最大力后不对称。

Ⅴ级：重度功能异常。大体：仅有几乎不能察觉的面部运动。静止状态：面部不对称。运动：额部无运动，闭眼不完全，口角轻微运动。

Ⅵ级：完全麻痹，无运动。

4.面瘫的辨证分型

根据症状进行辨证分型，以便选方用药。

（1）风寒侵袭型：突然口眼㖞斜，面紧拘急，僵滞不舒，或瞬目流泪，畏风无汗，或耳后疼痛，多有受凉吹风经过，舌淡红，苔薄白，脉浮紧或浮缓。

（2）风热侵袭型：突然口眼㖞斜，面部松弛无力，有耳内疱疹，或耳后乳突疼痛、压痛，或咽喉疼痛，或见耳鸣，舌木无味，舌红，苔薄黄，脉浮滑或浮数。

（3）风痰阻络型：突然口眼㖞斜，面肌麻木，言语不清，喉有痰鸣，兼见头晕目眩，舌红，苔白腻，脉弦滑。

（4）气血虚弱型：口眼㖞斜，兼见自汗，乏力懒言，面色㿠白，神疲肢倦，气短或心悸，舌淡，苔薄白，脉细无力。

（5）瘀血阻络型：口眼㖞斜，肌肉挛缩，面肌抽动，兼见面色黧黑，舌质暗，可见瘀斑，舌下络脉曲张，脉细涩。

5.面瘫的病因分类

根据发病原因，进行分类如下。

（1）贝尔面瘫：诊断标准为：①面部表情肌的完全或不完全瘫痪；②突发性；③排除中枢神经系统、后颅窝、耳、腮腺等疾病。

（2）Ramsay Hunt 综合征：是由水痘-带状疱疹病毒引起的多发性神经病变，表现为突发性周围性面瘫，患耳疼痛，鼓膜、外耳道、耳廓疱疹，可能有听力下降、听觉过敏、耳鸣、眩晕等。其他全身表现有发热、口唇疱疹、淋巴结肿大、Horner 综合征、颈部皮肤感觉迟钝等。其中"面瘫、耳痛、疱疹"被视为 Ramsay Hunt 综合征的三联征。与贝尔面瘫比较，Ramsay Hunt 综合征面瘫严重，预后较差。值得注意的是，当 Ramsay Hunt 综合征疱疹出现较面瘫晚时容易与贝尔面瘫混淆。

（3）急慢性中耳乳突炎：其中 2%~5% 的患者可出现面瘫，是由于炎症对神经的侵犯以及胆脂瘤或肉芽对神经的压迫所致，这类面瘫起病急缓不一。根据病史、体检、听力学与影像学检查可以明确诊断。

（4）外伤性面瘫（包括手术所致）：根据损伤程度和部位可表现为即刻或延迟、完全或非完全性面神经麻痹，通过病史及影像学检查可以明确诊断。

（5）桥小脑角、颞骨、侧颅底、腮腺的良恶性肿瘤造成的面神经麻痹：面瘫表现为以下特征要高度怀疑肿瘤：①超过 3 周的进展性面神经麻痹；② 6 个月内面神经功能没有恢复迹象；③出现面肌痉挛；④长时间的耳、面疼痛；⑤伴随其他颅神经功能障碍；⑥同侧的复发性面瘫；⑦个别面神经分支功能正常。面神经肿瘤主要为神经鞘膜瘤和神经纤维瘤，二者比例为 10∶1，75% 的患者出现面瘫，大多表现为进行性面神经麻痹，少数为突发性，此外可能伴有耳聋、耳鸣、眩晕、面肌痉挛等。听神经瘤除造成耳聋、耳鸣、眩晕外，少数患者也会出现面神经麻痹。良性腮腺肿瘤很少发生面瘫，恶性腮腺肿瘤可引起面瘫，面瘫多为缓慢进展。先天性胆脂瘤、颈静脉球体瘤也会造成面瘫。以上肿瘤所致面神经麻痹通过影像学检查可明确诊断。

（6）Lyme 病：是蜱媒传播的多系统受累的传染性疾病，病原体为伯氏包柔螺旋体（Borrelia Bargdorferi），主要表现为游走性皮肤红斑、心脏传导阻滞、关节肿胀、脑膜炎等，10%的患者出现面神经麻痹，其中1/4为双侧麻痹。通过接触史、血清病原体检测以及抗伯氏包柔螺旋体抗体检测可以明确诊断。

（7）Melkersson-Rosenthal综合征：多为散发病例，也有家族性报道。主要表现为口唇肿胀、舌皱褶和面神经麻痹，表现为突发性周围性面神经麻痹，可为单侧或双侧，常反复发作。

（8）吉兰-巴雷综合征：可出现周围性面瘫，双侧性、对称性肢体瘫痪和脑脊液蛋白—细胞分离现象是其特征性表现。

三、鉴别诊断

1. 周围性面瘫与中枢性面瘫的鉴别

周围性面瘫与中枢性面瘫都可出现面部瘫痪、口眼㖞斜且进行性加重，注意鉴别（表3-1）。

表3-1　中枢性面瘫与周围性面瘫的鉴别诊断

项　　目	周围性面瘫	中枢性面瘫
病　　因	受凉、病毒感染	脑血管病
病　　位	乳突管部	脑中枢
发病年龄	中青年多发	老年多发
与面神经核关系	面神经核下	面神经核上
病位与面瘫关系	同侧	对侧
面瘫范围	半侧面部	眼裂以下半侧面部
面痛	可有	无
肢体瘫痪	无	多有
麻木	半侧面部	半侧肢体、眼以下面部
味觉改变	可有	无
肌电图	异常	正常
脑CT、磁共振	正常	异常

2. 周围性面瘫与面肌痉挛的鉴别

周围性面瘫与面肌痉挛都可出现面部歪斜，应予以鉴别（表 3–2）。

表 3-2　周围性面瘫与面肌痉挛的鉴别

项　目	周围性面瘫	面肌痉挛
病　因	受凉、病毒感染	血管对神经刺激，精神紧张可诱发
病　位	乳突管内	乳突管上
发病年龄	中青年	中老年
发病时间	持续性	阵发性
症　状	面部瘫痪	面部部分或全部阵发性抽搐
面部麻木	有	无
面痛	可有	无
味觉改变	可有	无
肌电图	异常	正常

3. 周围性面瘫与三叉神经痛的鉴别

周围性面瘫与三叉神经痛都可出现面部疼痛，应予以鉴别（表 3–3）。

表 3-3　周围性面瘫与三叉神经痛的鉴别

项　目	周围性面瘫	三叉神经痛
病　因	受凉、病毒感染	营养缺乏、精神紧张等
受累神经	面神经	三叉神经
发病年龄	中青年	中老年
发病时间	持续性	阵发性
面部瘫痪	一侧面部瘫痪	无
面痛	可有面痛	阵发性剧痛难忍
触发点	无	有，诱发面痛
面部麻木	有	无
味觉改变	可有	无
肌电图	异常	正常

第四章 药物治疗

一、中药

（一）辨证治疗

面瘫多由人体正气不足，经脉空虚，风邪挟痰乘虚入中面部阳明、少阳、太阳脉络，致使气血痹阻，筋脉失养，经筋纵缓不收，而发生口眼㖞斜，形成以虚、风、痰、瘀四者为基本病理基础的病变，正气虚弱、气血不足为病之本，风、痰、瘀为病之标。内治中药是中医治疗面瘫的主要方法、传统方法，行之有效，内服中药有疏散风邪、息风通络、活血化瘀、祛湿化痰、益气养血等作用，临证时可根据不同证型，有所侧重。或以祛风化痰为主，兼以活血益气；或以活血化瘀为主，兼以祛风化痰补虚；或以补虚扶正为主，兼以活血化痰祛风。又据病邪性质之不同，偏寒者予以散寒，偏热者予以清热，热重者清热解毒，肝郁者疏肝解郁等，临床实践中又常用虫类药物以增祛风通络之功，我们常将面瘫分为 5 种证型，以辨证遣方用药。

1. 风寒侵袭

［主症］口眼㖞斜，面部可疼痛，多由受凉吹风引起，兼

见面部触之有冷感，可有恶寒发热等表证，舌质淡，苔薄白，脉浮。

[病机分析] 感受风寒湿邪，因寒邪偏盛，寒性凝滞，主收引，邪流经络，痹阻气血，故见口眼㖞斜，寒主痛，不通则痛，故可见面部疼痛，风寒侵袭卫表，肺卫不固，卫气不通，故可见恶寒发热等表证。舌质淡，苔薄白，脉弦紧为风寒痹阻之征。

[治则] 温经散寒，化痰通络。

[方药] 麻黄附子细辛汤合牵正散加味。

2. 风热侵袭

[主症] 突然口眼㖞斜，面部松弛无力，伴有患侧耳后痛、耳廓疱疹、侧头痛、口苦等，或咽喉疼痛，或见耳鸣，舌红，苔薄黄，脉浮滑或浮数。

[病机分析] 感受风热之邪，或风寒化热而致风热，风热侵袭面部经络，可见突然口眼㖞斜、耳后痛、耳廓疱疹、侧头痛等，风热上扰清窍可见咽喉疼痛、耳鸣、口苦等。舌红，苔薄黄，脉浮滑或浮数均为风热之象。

[治则] 疏散风热，活血通络。

[方药] 小柴胡汤合牵正散加味。

3. 风痰阻络

[主症] 突然口眼㖞斜，面肌麻木，言语不清，喉有痰鸣，兼见头晕目眩，舌淡红，苔白腻，脉弦滑。

[病机分析] 素体痰湿内盛，或嗜食肥甘厚味，致中焦失运，聚湿生痰，外风内侵或肝阳化风，风遇痰浊，风痰搏结而发病。风痰流窜经络，血脉痹阻，气血不通，故见口眼㖞斜、面肌麻木、言语不清，痰阻中焦，清阳不升，则见头晕目眩，痰阻气

道，则见喉有痰鸣。舌红，苔白腻，脉弦滑，为痰湿内盛之征。

［治则］祛风化痰，息风通络。

［方药］半夏白术天麻汤合牵正散加味。

4.气血虚弱

［主症］口眼㖞斜，兼见自汗，乏力懒言，面色㿠白，神疲肢倦，气短或心悸，舌淡，苔薄白，脉细无力。

［病机分析］年老体衰，元气既虚，或久病久卧伤气，致气虚不能鼓动血脉运行，血行乏力，气血虚弱，不能上荣于面，则见口眼㖞斜、面色㿠白，不能荣于身则见乏力懒言、神疲肢倦、气短，不能荣于心，心脉失养故心悸，气虚不摄则自汗。舌淡，脉细无力，均为气血双亏之象。

［治则］益气活血，祛风通络。

［方药］八珍汤加地龙、蜈蚣、全蝎等。

5.瘀血阻络

［主症］口眼㖞斜，肌肉挛缩，面肌抽动，兼见面色黧黑，舌质暗，可见瘀斑，舌下络脉曲张，脉细涩。

［病机分析］气滞血瘀型多由于急慢性损伤、手术等，造成血离经脉，瘀阻面部，或情志不遂，肝气郁结，气滞血瘀阻于面部，故面部歪斜、面色黧黑。舌质紫暗，有瘀斑瘀点，脉细涩，均为气滞血瘀之象。

［治则］活血化瘀，祛痰通络。

［方药］通窍活血汤合牵正散加减。

二、中成药

多选祛风化痰、息风通络之中成药。

1. 牵正散

［组成］白附子、白僵蚕、全蝎。

［用法用量］白附子、白僵蚕、全蝎去毒，各等分，并生用。共为细末，每次服 3g，日服 2~3 次，温酒送服；亦可作汤剂，用量按原方比例酌加。

［功效与主治］祛风化痰，通络止痉。主治风中头面经络，口眼㖞斜，或面肌抽动，舌淡红，苔白等。

［方义分析］本方所治之证，为风痰阻于头面经络所致。阳明内蓄痰浊，太阳外中于风，风邪引动内蓄之痰浊，风痰阻于头面经络，经隧不利，筋肉失养，则弛缓不用；无邪之处，气血运行通畅，筋肉相对而急，缓者为急者牵引，故口眼㖞斜。治宜祛风、化痰、通络，方中白附子辛温燥烈，入阳明经而走头面，以祛风化痰，尤其善散头面之风为君。全蝎、僵蚕均能祛风止痉，其中全蝎长于通络，僵蚕且能化痰，合用既助君药祛风化痰之力，又能通络止痉，共为臣药。用热酒调服，以助宣通血脉，并能引药入络，直达病所，以为佐使。

［注意事项］若属气虚血瘀，或肝风内动之口眼㖞斜、半身不遂，不宜使用。方中白附子和全蝎有一定的毒性，用量宜慎。

2. 华佗再造丸

［组成］川芎、吴茱萸、冰片、马钱子粉等。

［用法用量］口服。一次 4~8g，一日 2~3 次，重症一次 8~16g，或遵医嘱。

［功效与主治］活血化瘀，化痰通络，行气止痛。用于治疗痰瘀阻络之中风恢复期和后遗症，症见半身不遂、拘挛麻木、口眼㖞斜、言语不清。也可用于治疗面瘫、冠心病、血栓闭塞性脉

管炎、特发性三叉神经痛、精液不液化症等。

[药理作用] 增加脑部血流量。抗凝血、抗血栓，改善血液流变性，抑制家兔血小板聚集。选择性增加颈总动脉、颈内动脉血流量。增加主动脉血流量、心脏指数、每搏输出量和每搏指数，提高心脏做功效率。促进脑出血后血肿病灶的清除与修复，有利于改善临床偏瘫症状。改善心功能。增加离体心脏冠状动脉的血流量。提高机体免疫功能。降低整体动物的耗氧量。改善脑梗塞动物的神经行为障碍。缩小脑梗塞动物的脑梗塞范围。降低脑梗塞动物的血浆内皮素含量，提高血清超氧化物歧化酶（SOD）含量。

[注意事项] 孕妇忌服。服药期间如有燥热感，可用白菊花蜜糖水送服，或减半服用，必要时暂停服用。

3.人参再造丸浓缩丸

[组成] 人参、蕲蛇（酒炙）、广藿香、檀香、母丁香、玄参、细辛、香附（醋制）、地龙、熟地黄、三七、乳香（醋制）、青皮、豆蔻、防风、制何首乌、川芎、片姜黄、黄芪、甘草、黄连、茯苓、赤芍、大黄、桑寄生、葛根、麻黄、骨碎补（炒）、全蝎、豹骨（制）、僵蚕（炒）、附子（制）、琥珀、龟甲（醋制）、粉萆薢、白术（麸炒）、沉香、天麻、肉桂、白芷、没药（醋制）、当归、草豆蔻、威灵仙、乌药、羌活、橘红、六神曲（麸炒）、朱砂、血竭、人工麝香、冰片、牛黄、天竺黄、胆南星、水牛角浓缩粉。

[用法用量] 口服。一次1丸，一日2次。

[功效与主治] 益气养血，祛风化痰，活血通络。气虚血瘀、风痰阻络所致的中风，症见口眼㖞斜、半身不遂、手足麻木、疼

痛、拘挛、言语不清等。

［方义分析］方中人参、甘草、黄芪、神曲补气以生血；当归、熟地黄、何首乌、龟甲、玄参、葛根养阴血，生津液；豹骨强筋骨，益精血；檀香、香附、青皮、朱砂、丁香、沉香理气；赤芍、川芎、姜黄、乳香行气活血；茯苓、白术益气健脾；羌活、天麻、地龙、防风、桑寄生、全蝎、僵蚕、蕲蛇、白芷、威灵仙祛风通络；橘红、胆南星、天竺黄化痰；麻黄、细辛散寒凝，通经络；藿香、豆蔻、粉萆薢化湿；大黄、三七、骨碎补、琥珀、没药、血竭活血祛瘀；黄连、水牛角清热解毒；附子、肉桂温里散寒；乌药行气散寒止痛；麝香、冰片、牛黄醒神开窍。诸药共奏益气养血、祛风化痰、活血通络之功。

［注意事项］肝肾功能不全者慎用。运动员慎用。服用前应除去蜡皮、塑料球壳。本品不可整丸吞服。

4. 大活络丹

［组成］人参、茯苓、白术、甘草、熟地黄、赤芍、川芎、当归、蕲蛇、乌梢蛇、地龙、僵蚕、枸骨叶、骨碎补、威灵仙、麻黄、防风、羌活、草乌、葛根、肉桂、丁香、沉香、木香、香附、乌药、藿香、青皮、豆蔻、乳香、没药、血竭、松香、何首乌、熟地黄、龟甲、大黄、黄连、黄芩、玄参、贯众、细辛、安息香、天麻、全蝎、天南星、牛黄。

［用法用量］每次1丸（3g），每日2次，温开水或温黄酒送服。

［功效与主治］中风，面瘫，神经根型、脊髓型颈椎病，风寒型肩周炎，腰椎间盘突出症，周身关节疼痛，或伴肿胀、重着麻木、肢节屈伸不利之痹证等。

［方义分析］人体气血虚弱、肝肾不足，内蕴痰热，外受风邪侵袭，使卫气不行，血行涩滞，经络受阻，而为痹痛或中风。方由四物、四君子合祛风通络药物组成，以四君子补气、四物养血以培本；辅以蕲蛇、乌梢蛇、地龙、僵蚕善行走窜蠕动之性以祛风活络通痹，止拘挛抽搐疼痛；枸骨叶、骨碎补、威灵仙滋肝肾，坚筋骨，利关节；麻黄、防风、羌活、草乌、葛根透肌肤而发散风寒；肉桂、丁香、藿香温里救逆以祛风寒；沉香、木香、香附、乌药、青皮、豆蔻理气而引血畅行；乳香、没药、松香、血竭散血活血而止痛；何首乌、龟甲、熟地黄滋阴益气以充血脉；大黄、黄芩、黄连、玄参、贯众泻风热之邪以祛伏游之火；细辛、安息香、牛黄开窍醒神以达经络；天麻、全蝎、天南星息风化痰，通络止痛。全方共奏舒筋活络、祛风止痛、除湿豁痰之功。

5. 天麻丸

［组成］天麻、羌活、独活、盐杜仲、牛膝、粉萆薢、附子（制）、当归、地黄、玄参。

［用法用量］口服，一次 1 丸，一日 2~3 次。

［功效与主治］祛风除湿，通络止痛，补益肝肾。风湿瘀阻、肝肾不足所致的痹病，症见肢体拘挛、手足麻木、腰腿酸痛、面痛、面瘫等等。

［方义分析］方中天麻、羌活、独活散风胜湿，驱邪外出；萆薢利湿下行；附子温经散寒通痹；杜仲、怀牛膝补肝肾，强筋骨；重用当归、生地黄、玄参补血滋阴，达到扶正祛邪的目的。

三、西药

急性期治疗原则是减轻面神经炎性水肿、改善局部血液循环与防治并发症，可用抗病毒、肾上腺皮质激素、神经营养药、促神经生长药、改善微循环药、脱水剂等治疗，耳后疼痛较重者，可给予解热止痛药。恢复期、后遗症期，可继续给予神经营养药等治疗，以促使神经功能恢复为主要原则，具体药物如下。

1. 阿昔洛韦注射液

为抗病毒药。

［药理作用］阿昔洛韦在体外对单纯疱疹病毒、水痘带状疱疹病毒、巨细胞病毒等具有抑制作用。药物易被单纯疱疹病毒摄取，然后磷酸化为三磷酸盐，通过两种方式抑制病毒复制，一者干扰病毒 DNA 多聚酶，抑制病毒的复制，二者在 DNA 多聚酶作用下，与增长的 DNA 链结合，引起 DNA 链的延伸中断。

［适应证］①单纯疱疹病毒感染，用于免疫缺陷者初发和复发性黏膜皮肤感染的治疗以及反复发作病例的预防，也用于单纯疱疹性脑炎治疗。②带状疱疹：用于免疫缺陷者、严重带状疱疹患者或免疫功能正常者弥散型带状疱疹的治疗。③免疫缺陷者水痘及其他病毒感染的治疗。

［用法用量］静脉用药用 0.9% 氯化钠注射液或 5% 葡萄糖注射液稀释至至少 100ml，使最后药物浓度不超过 7g/L，否则易引起静脉炎。静脉滴注：①重症生殖器疱疹的初治，按体重每 8 小时 5mg/kg，共 5 日。②免疫缺陷者皮肤黏膜单纯疱疹或严重带状疱疹，按体重每 8 小时 5~10mg/kg，静脉滴注 1 小时以上，共 7~10 日。③单纯疱疹性脑炎，按体重每 8 小时 10mg/kg，共 10 日。④成人每日最高剂量按体重为 30mg/kg。

［注意事项］①对更昔洛韦过敏者也可能对本品过敏。②严重肝功能不全、对本品不能承受者、精神异常或以往对细胞

毒性药物出现精神反应者，静脉用本品易产生精神症状，需慎用。③大剂量注射剂可致睾丸萎缩和精子数减少。

2. 利巴韦林

为抗病毒药。

［药理作用］广谱抗病毒药。体外具有抑制呼吸道合胞病毒、流感病毒、甲肝病毒、腺病毒等多种病毒生长的作用，其机制不完全清楚。本品并不改变病毒吸附、侵入和脱壳，也不诱导干扰素的产生。药物进入被病毒感染的细胞后迅速磷酸化，其产物作为病毒合成酶的竞争性抑制剂，抑制肌苷单磷酸脱氢酶、流感病毒 RNA 多聚酶和 mRNA 鸟苷转移酶，从而引起细胞内鸟苷三磷酸的减少，妨碍病毒 RNA 和蛋白合成，使病毒的复制与传播受抑。对呼吸道合胞病毒也可能具免疫作用及中和抗体作用。

［适应证］用于呼吸道合胞病毒感染引起的病毒性肺炎与支气管炎，也可用于其他病毒感染。

［用法用量］用 0.9% 氯化钠注射液或 5% 葡萄糖注射液稀释成每 1ml 含 1mg 的溶液后静脉缓慢滴注，成人一次 0.5g（5 支），一日 2 次，小儿按体重一日 10~15mg/kg，分 2 次给药。每次滴注 20 分钟以上，疗程为 3~7 日。

［注意事项］①有严重贫血、肝功能异常者慎用。②长期或大剂量服用对肝功能、血象有不良反应。③常见的不良反应有贫血、乏力等，停药后即消失。

3. 糖皮质激素

糖皮质激素由肾上腺素皮质束状带细胞合成和分泌，更多的是人工合成品，它们对糖的代谢作用强、对钠钾的代谢作用弱，主要影响糖和蛋白质的代谢，特别能对抗炎症，治疗面瘫，主要是用其抗炎，减轻充血、渗出的作用。

［药理作用］抗炎作用，能抑制炎症，减轻充血，降低机体毛细血管的通透性，抑制炎性浸润和渗出，抑制纤维细胞的增生和肉芽组织的形成，防止炎性粘连、瘢痕。此外，还有抗毒、抗过敏、抗休克等作用。

［适应证］①补充或替代治疗：用于垂体前叶功能受损、肾上腺皮质功能不全或肾上腺切除术后的治疗。②过敏性疾病：对不同原因引起的不同组织的各型过敏反应均有效，如支气管哮喘、药物过敏、过敏性紫癜、过敏性湿疹、过敏性鼻炎、血管神经性水肿及顽固性荨麻疹等。③变态反应性疾病：包括风湿热、风湿性关节炎、类风湿性关节炎、风湿性心肌炎、大动脉炎、结节性动脉周围炎、肾小球肾炎、系统性红斑狼疮、皮肌炎及硬皮病等。可减少这些病变引起的组织变性及病理性增生和炎性渗出。④严重的感染性疾病：在应用足量抗生素的同时，为减少细菌毒素对机体的影响，可辅以糖皮质激素治疗。⑤各种原因引起的休克。⑥肿瘤及组织增生：抗肿瘤化疗时的协同治疗，炎症或手术后遗症的治疗，如瘢痕过度生长、组织粘连及胸膜肥厚等。

［用法用量］可以口服、静脉给药、肌内注射、局部封闭等。局部用量：①氢化可的松每次 12.5~50mg；②可的松每次 25~100mg；③泼尼松每次 12.5~75mg，一天一次，早晨口服；④泼尼松龙每次 12.5~75mg；⑤地塞米松每次 5~10mg；⑥曲安奈德每次 1~2mg。

［注意事项］①糖尿病：糖皮质激素可促进糖原异生，降低组织对糖的利用，使血糖升高，减少肾小管对葡萄糖的再吸收，

从而诱发糖尿病或使病情加重，故糖尿病患者禁用。②高血压：糖皮质激素可使血中胆固醇含量增高，并可使水和盐潴留，从而使血压更加增高，故高血压患者应慎用。③心脏病：心脏病患者往往有慢性水钠潴留的水肿症状，糖皮质激素有不同程度的水钠潴留及排钾作用，能使心脏病加重，故心脏病患者少用。④活动性溃疡病、活动性结核病：糖皮质激素能抑制蛋白质的合成及增加其代谢，易致溃疡病出血、穿孔，可使活动性结核病扩散。

4. 甘露醇

为脱水剂。

[药理作用] 甘露醇为单糖，在体内不被代谢，经肾小球滤过后在肾小管内甚少被重吸收，起到渗透利尿作用。具体药理作用为：①组织脱水作用，提高血浆渗透压，导致组织内（包括眼、脑、脑脊液等）水分进入血管内，从而减轻组织水肿，降低眼内压、颅内压和脑脊液容量及其压力，面瘫患者即取此作用；②利尿作用，甘露醇的利尿作用机制分两个方面，一是甘露醇增加血容量，并促进前列腺素 I_2 分泌，从而扩张肾血管，增加肾血流量包括肾髓质血流量，肾小球入球小动脉扩张，肾小球毛细血管压升高，皮质肾小球滤过率升高，二是本药自肾小球滤过后极少（<10%）由肾小管重吸收，故可提高肾小管内液渗透浓度，减少肾小管对水及 Na^+、Cl^-、K^+、Ca^{2+}、Mg^{2+} 和其他溶质的重吸收。

[适应证] ①组织脱水药。用于治疗各种原因引起的脑水肿，降低颅内压，防止脑疝。也可用于其他部位水肿，如面神经水肿等。②降低眼内压。可有效降低眼内压，应用于其他降眼内压药

无效时或眼内手术前准备。③渗透性利尿药。用于鉴别肾前性因素或急性肾功能衰竭引起的少尿。亦可应用于预防各种原因引起的急性肾小管坏死。④作为辅助性利尿措施治疗肾病综合征、肝硬化腹水，尤其是当伴有低蛋白血症时。⑤对某些药物逾量或毒物中毒（如巴比妥类药物、锂、水杨酸盐和溴化物等），本药可促进上述物质的排泄，并防止肾毒性。⑥作为冲洗剂，应用于经尿道内做前列腺切除术。⑦术前肠道准备。

[用法用量]①利尿。常用量为按体重 1~2g/kg，一般用 20% 甘露醇溶液 250ml 静脉滴注，并调整剂量使尿量维持在每小时 30~50ml。②治疗脑水肿、颅内高压和青光眼。按体重 0.25~2g/kg，配制为 15%~25% 浓度于 30~60 分钟内静脉滴注。当患者衰弱时，剂量应减小至 0.5g/kg。严密随访，关注肾功能改变。③鉴别肾前性少尿和肾性少尿。按体重 0.2g/kg，以 20% 浓度于 3~5 分钟内静脉滴注，如用药后 2~3 小时以后每小时尿量仍低于 30~50ml，最多再试用一次，如仍无反应则应停药。已有心功能减退或心力衰竭者慎用或不宜使用。④预防急性肾小管坏死。先给予 12.5~25g，10 分钟内静脉滴注，若无特殊情况，再给 50g，1 小时内静脉滴注，若尿量能维持在每小时 50ml 以上，则可继续应用 5% 甘露醇溶液静脉滴注，若无效则立即停药。⑤治疗药物、毒物中毒。50g 以 20% 甘露醇溶液静脉滴注，调整剂量使尿量维持在每小时 100~500ml。⑥肠道准备。术前 4~8 小时，10% 甘露醇溶液 1000ml 于 30 分钟内口服完毕。

[注意事项]①心功能不全者忌用。因用药后血容量骤然增多，可致急性充血性心力衰竭及肺水肿。②活动性颅内出血，除非已危及生命或正在手术中，否则不宜使用。因颅压下降，可诱发再出血。③严密随访、复查肾功能。因脱水已致尿少患者慎

用，已确定为急性或慢性肾功能衰竭者忌用。④使用前，本品应无结晶析出。遇有结晶，可加温溶解，但注射时药液应与体温相等。⑤本品仅供静脉注射，输注时切勿漏出血管，否则注射部位易发生坏死。

5. 阿魏酸钠

［药理作用］阿魏酸钠能抑制丙二醛及血栓素 B_2 的产生，减轻心肌水肿及乳酸脱氢酶的释放，并能促进 6 —酮—前列腺 F1a 的产生，具有抗血小板聚集、舒张血管及心肌保护作用。

［适应证］缺血性心脑血管病。

［用法用量］静脉滴注一次 0.1~0.3g（2~6 支），一日一次，加入葡萄糖注射液、氯化钠注射液或葡萄糖氯化钠注射液 100~500ml 静脉滴注。肌内注射一次 0.1g（2 支），一日 1~2 次，建议一个疗程为 10 天。

［注意事项］偶有过敏性皮疹反应，停药后即消失。对本品过敏者禁用。孕妇不宜使用，哺乳期妇女慎用。

6. 奥扎格雷

［药理作用］本品为血栓素合成酶抑制剂，能抑制血栓素 A_2（TXA2）生成，因而具有抗血小板聚集和扩张血管作用，静脉给药能降低血浆血栓素 B_2 水平，使前列环素代谢产物 / 血栓素 B_2（Keto–PGF12/TXB$_2$）比值下降，对不同诱导剂所致血小板聚集均有抑制作用，对大鼠中脑动脉引起的脑梗塞有预防作用。

［适应证］急性血栓性脑梗死和脑梗死所伴随的运动障碍。

［用法用量］成人一次 40~80mg，一天 1~2 次，溶于 500ml 0.9% 氯化钠注射液或 5% 葡萄糖溶液中，连续静脉滴注，1~2 周为一个疗程，根据年龄、症状适当增减用量。

［注意事项］胃肠道反应和过敏反应，如恶心、呕吐、荨麻疹、皮疹等，但程度都较轻，经适当处理后得到缓解。少数可出现谷丙转氨酶、血尿素氮升高，颅内、消化道、皮下出血及血小板减少等。出血性脑梗死、大面积脑梗死深昏迷者，有严重心、肺、肝、肾功能不全，如严重心律不齐、心肌梗死者，有血液病或有出血倾向者，严重高血压，收缩压超过 26.6kpa 以上者（即 200mmHg 以上），对本品过敏者禁用。哺乳期妇女慎用。

7. 地巴唑

［药理作用］对血管平滑肌有直接松弛作用，使血压略有下降。对胃肠平滑肌有解痉作用，对中枢神经系统有轻度兴奋作用。

［适应证］用于轻度高血压、脑血管痉挛、胃肠平滑肌痉挛、脊髓灰质炎后遗症、外周颜面神经麻痹，也可用于妊娠后高血压综合征。

［用法用量］高血压、胃肠痉挛等，口服 1 次 10~20mg，每日 3 次，或皮下注射 10~20mg。神经疾患 1 次口服 5~10mg，1 日 3 次。脑血管痉挛，1 次静脉注射 10~20mg。极量口服 1 日 150mg。

［注意事项］多汗、头痛、发热、血管硬化者禁用。

8. 维生素 B_1

［药理作用］维持神经、心脏、消化系统的正常功能，促进新陈代谢。

［适应证］适用于面瘫、肩周炎、神经炎、食欲不振等。

［用法用量］穴位或肌内注射，每次 0.1~0.2g，每日 1 次。

9. 维生素 B$_{12}$

［药理作用］维生素 B$_{12}$ 参与体内甲基转换及维生素 B$_9$ 代谢，促进 5- 甲基四氢叶酸转变为四氢叶酸，还促使甲基丙二酸转变为琥珀酸，参与三羧酸循环，关系到神经髓鞘脂类的合成及维持有髓神经纤维功能完整。

［适应证］主要用于因内因子缺乏所致的巨幼细胞性贫血，也可用于亚急性联合变性神经系统病变，如神经炎的辅助治疗。

［用法用量］肌内或穴位注射，1 日 0.025~0.1mg，或隔日 0.05~0.2mg。用于神经炎时，用量可酌增。

10. 甲钴胺注射液

［药理作用］甲钴胺是一种内源性的维生素 B$_{12}$，由同型半胱氨酸合成蛋氨酸的转甲基反应过程中，作为蛋氨酸合成酶的辅酶起重要作用。甲钴胺易转移至神经细胞的细胞器，从而促进核酸和蛋白质的合成。促进轴索内输送和轴索再生，对由链脲菌素引起的糖尿病大白鼠的坐骨神经细胞，可使轴索结构蛋白质的输送正常化。

［适应证］适用于末梢性神经障碍、因缺乏维生素 B$_{12}$ 引起的巨红细胞性贫血等。

［用法用量］末梢性神经障碍，成人 1 日 1 次 1 安瓿（含甲钴胺 500μg），一周 3 次，穴位注射、肌内注射或静脉注射。巨幼细胞性贫血，成人 1 日 1 次 1 安瓿（含甲钴胺 500μg），一周 3 次，肌内注射或静脉注射。给药约两个月后，再维持治疗 1~3 个月，1 次 1 安瓿。穴位注射，一次 500μg，2 日 1 次。

11. 腺苷钴胺

[药理作用] 是体内维生素 B_{12} 的两种活性辅酶形式之一，为细胞合成核苷酸的重要辅酶，参与体内甲基转换及维生素 B_9 代谢，促进甲基叶酸还原为四氢叶酸，也参与三羧酸循环，对神经髓鞘中脂蛋白的形成非常重要，可使巯基酶处于活性状态，从而参与广泛的蛋白质及脂肪代谢。本品能促进红细胞的发育与成熟，为完整形成神经鞘脊髓纤维和保持消化系统上皮细胞功能所必须。肌内注射后吸收迅速而且完全，1小时后血浆浓度达峰值，贮存于肝脏，主要从肾排出，大部分在最初8小时排出。

[适应证] 主要用于治疗巨幼细胞性贫血、营养不良性贫血、妊娠期贫血，亦用于神经性疾患如多发性神经炎、神经根炎、三叉神经痛、坐骨神经痛、神经麻痹、营养性神经疾患以及放射线和药物引起的白细胞减少症的治疗。

[用法用量] 口服成人一次 2~6 片（0.5~1.5mg），一日 3 次。肌内、穴位注射，一次 0.5~1.5mg，一日 1 次。

[注意事项] ①本品注射制剂遇光易分解，启封或稀释后应尽快使用。②治疗后期可能出现缺铁性贫血，应补充铁剂。③不宜与氯丙嗪、维生素 C、维生素 K 等混合于同一容器中。④与葡萄糖液注射液有配伍禁忌。⑤与对氨基水杨酸钠不能并用。

12. 维生素 B_6

[药理作用] 参与氨基酸与脂肪的代谢。

[适应证] 适用于面瘫、肩周炎、神经炎、妊娠呕吐等。

[用法用量] 穴位或肌内注射每次 0.1~0.2g，每日 1 次。

13. 三磷酸腺苷

[药理作用] 三磷酸腺苷为一种辅酶，有改善机体代谢的作用，参与体内脂肪、蛋白质、糖、核酸及核苷酸的代谢，同时又是体内能量的主要来源。适用于细胞损伤后细胞酶减退引起的疾病。本品对心肌细胞的电生理有明显作用，可抑制慢反应细胞的钙离子内流，阻断和延长房室结折返环路的前向传导，大剂量尚可阻断房室旁路的折返性，具有增强迷走神经的作用，可用于室上性心动过速。

[适应证] 心力衰竭、心肌炎、心肌梗死、脑动脉硬化、冠状动脉硬化、急性脊髓灰质炎、进行性肌萎缩性疾患、周围神经损伤；与辅酶 A 等配制的复方注射液，用于治疗肝炎、肾炎、心力衰竭等。

[用法用量] 肌内注射、静脉注射，1 次 20mg，1 日 1~3 次。

14. 肌苷

[药理作用] 为人体的正常成分，为腺嘌呤的前体，能直接透过细胞膜进入体细胞，参与体内核酸代谢、能量代谢和蛋白质的合成。能活化丙酮酸氧化酶系，提高辅酶 A 的活性，活化肝功能，并使处于低能缺氧状态下的组织细胞继续进行代谢，有助于受损肝细胞功能的恢复。并参与人体能量代谢与蛋白质合成。还能提高 ATP 水平并可转变为各种核苷酸。可刺激体内产生抗体，还可提高肠道对铁的吸收，活化肝功能，加速肝细胞的修复。有增强白细胞增生的作用。

[适应证] 各种原因引起的白细胞减少症、血小板减少症、各种心脏疾患、急性及慢性肝炎、肝硬化等，此外尚可治疗中心性视网膜炎、视神经萎缩、神经损伤等。

［用法用量］肌内、穴位注射，每次 100~200mg，每日 1~2次；静脉注射或滴注每次 200~600mg，每日 1~2 次。

15. 神经节苷脂钠

［药理作用］外源性单唾液酸四己糖神经节苷脂能以稳定的方式与神经细胞膜结合，引起膜的功能变化，给药后 2 小时在脑和脊髓测得放射活性高峰，4~8 小时后减半。

［适应证］血管性或外伤性中枢神经系统损伤、帕金森病。

［用法用量］每日 20~40mg，一次或分次肌内注射或缓慢静脉滴注。在病变急性期（尤其是急性创伤期）每日 100mg，静脉滴注；2~3 周后改为维持量，每日 20~40mg，一般用至 6 周。对帕金森病，首剂量为 500~1000mg，静脉滴注，第 2 日起每日 200mg，皮下、肌内注射或静脉滴注，一般用至 18 周。

16. 氢溴酸加兰他敏

［药理作用］为抗胆碱酯酶药，有较弱的抗胆碱酯酶作用，能透过血脑屏障，故对中枢神经系统作用比较强。使受阻碍的神经肌肉传导恢复，改善各种末梢神经肌肉的麻痹状态，其治疗范围广，毒性较小，患者较易耐受。

［适应证］脊髓灰质炎（小儿麻痹症）后遗症、肌肉萎缩及重症肌无力等。也可用于儿童脑性麻痹、外伤性感觉运动障碍、多发性神经炎及脊神经根炎、面瘫等。

［用法用量］肌内、穴位、皮下注射一次 2.5~10mg，一日 1次，小儿按体重一次 0.05~0.1mg/kg。

17. 康络素

为神经节苷脂复合物。

［适应证］因代谢性疾病（如糖尿病）、中毒性、机械性或感染性等因素导致的周围神经病变，如神经炎、神经损伤等。

［用法用量］肌内、穴位注射 10~20mg，每天 1 次，可根据病情增加剂量。但最多每天 100mg，用于治疗急性病和严重病例。疗程一般为 20~30 天。

［注意事项］注射部位可有短暂的轻度疼痛，也有少部分患者有过敏反应（主要是皮肤过敏反应）。遗传性糖脂代谢异常者禁用。

18. 磷酸—叶秋碱

［药理作用］主要兴奋脊髓，使反射活动和肌张力增加。此外能兴奋脑干，增强呼吸及心肌收缩力，升高血压，并有抑制胆碱酯酶的作用。

［适应证］小儿麻痹后遗症和面神经麻痹，对神经衰弱、低血压、植物神经功能紊乱引起的头晕、耳鸣、耳聋等有一定疗效。

［用法用量］成人每次皮下或肌肉、穴位注射 4mg，1 次 / 日，2~4 周为 1 个疗程。如穴位注射，每 2~4 个穴位为 1 组，每日或隔日轮流注射 1 组，每穴每次成人 0.8~1.2mg，小儿 0.2~0.4mg。

［注意事项］穴位注射切不可注入血管。

19. 鼠神经生长因子

［药理作用］鼠神经生长因子是神经保护剂、神经营养剂和神经再生剂，可改善由己二酮和丙烯酰胺造成的大鼠中毒性周围神经病所致的肢体运动功能障碍，缩短神经 - 肌肉动作电位潜伏期，并提高神经-肌肉动作电位幅度。组织病理学检查结果表明，本品有减轻动物胫神经的髓鞘肿胀发生率和降低变性胫神经纤维

数量等作用，以上结果提示本品可能有促进损伤神经恢复，对神经细胞有促进生长、发育的作用。

［适应证］周围神经损伤。

［用法用量］本品用 2ml 注射用水溶解，肌内注射。一天 1 次，每次 1 支，4 周为一个疗程，根据病情轻重可遵医嘱多疗程连续给药。

［注意事项］①过敏体质者慎用。②本品加注射用水振荡后即可完全溶解，如有不溶的沉淀、混浊或絮状物时不可使用。③使用前应仔细检查药瓶，如有裂缝或破损等异常情况时不可使用。

20. 双氯芬酸钠（扶他林）

［药理作用］本品含双氯芬酸钠，为非甾体类化合物，主要机制是抑制前列腺素的合成（前列腺素为致炎症、疼痛、发热的主要原因），具有明显的抗风湿、消炎、镇痛、解热作用，药物进入小肠后，可迅速吸收，服用 0.5g 后，2 小时即达到平均峰值血药浓度，本药可进入滑膜，当血浆浓度达峰值后 2~4 小时内测得滑液中的浓度最高，药物在滑液中消除半衰期为 2~6 小时，意味着用药后 4~6 小时滑液中活性物质的浓度已经高于血液中的浓度，并能持续 12 小时。给药剂量的 60% 以代谢的形式经肾排出，原型药物的排泄不足 1%，其余部分以代谢物的形成通过胆道排泄到肠道，从粪便中清除。

［用法用量］每日 100~150mg，分 2~3 次服用，饭前服，病情较轻的患者每日 75~100mg，儿童每日 0.5~2mg/kg，分 2~3 次服。

［注意事项］胃肠功能紊乱、胃肠道溃疡、溃疡性结肠炎、克罗恩病及肝功能不全者、凝血功能障碍者、中枢神经系统障碍

者慎用。

21. 布洛芬

[药理作用] 为具有抗炎、解热、镇痛作用的非甾体抗炎药，消炎、镇痛、解热效果与阿司匹林相近。其消炎作用能使类风湿性关节炎、骨关节炎患者的关节肿胀、疼痛、晨起关节强直减轻。对血象、肾功能无影响。

[用法用量] 口服 0.2g，每日 3 次，饭时或饭后服用。

[注意事项] 消化道溃疡及有溃疡史者慎用。

四、单方验方

民间有很多治疗面瘫的单方、验方，有外用的，有内服的，还有针刺的，等等，且多有一定的疗效，有的疗效较好，成为临床治疗的有益补充，现介绍如下。

（一）内服单方验方

（1）天麻、独活、薄荷、白芷、当归各 10g，诸药粉碎过筛。生蜜 50g，加水适量煮沸成熟蜜，制成 6 粒蜜丸，每日早晚各服 1 丸，3 日为 1 个疗程。服药期间忌食生冷、辣、鱼、鸡、肉等。

（2）面瘫验方：白僵蚕 15g，全蝎 15g，蜈蚣 10 条，以上三味药研末，分成 10 包。用党参 30g，黄芪 30g，全当归 15g，钩藤 15g，水煎后冲服上药 1 包，早晚各 1 次。

（3）白附子、川芎、当归、钩藤、浙贝母、防风各 10g，全蝎、羌活、蝉蜕、甘草、地龙、僵蚕各 6g，天麻 12g，蜈蚣 5 条，上药研成细末，每次 6g，1 日 3 次，开水冲服。

（4）白芍 20g，钩藤 20g，白芷 15g，川芎 15g，白附子 6g，

僵蚕 15g，炒地龙 15g，蝉蜕 15g，全蝎 10g，防风 10g，黄芪 30g，石决明 30g，蜈蚣两条（另外包）。上药除蜈蚣外，水煎两次兑匀，早晚分服，1 日 1 剂。将蜈蚣放在瓦上焙焦，研为细末，分两次用药汤冲服。适用于面部神经麻痹，症状为突然一侧面肌瘫痪，眼睑不能闭合，流泪，面部表情、动作消失，说话发音不清，吃饭时漏饭、漏水，额纹消失，不能做皱眉、皱额、鼓腮、示齿、吹口哨等动作，鼻唇沟变浅等。

（5）僵蚕 6g，全蝎 3g，制白附子 9g，荆芥 9g，防风 9g，钩藤 9g，葛根 15g，地龙 9g，白芷 6g。水煎服，1 日 1 剂，1 剂 2 次，注意避风寒。功效为祛风通络、化痰解痉，主治面瘫、面部神经麻痹、面肌痉挛、三叉神经痛等。

（6）金银花、生石膏、板蓝根、芦根、玄参各 30g，连翘 25g，生地黄、大青叶、紫花地丁各 20g，牛蒡子 15g，薄荷、山豆根、生甘草各 10g。水煎服，每日 1 剂，2 次分服。发病 1 周内服用为好。

（7）恢复期及后遗症期：生地黄 30g，川芎、生黄芪各 15g，当归、僵蚕、地龙、赤芍各 12g，红花 10g，全蝎 6g。水煎服，每日 1 剂，2 次分服，每次 150ml。

（8）牵正散：僵蚕、全蝎、白附子等量，共研末，每日服 3g，分 2 次水冲服。

（9）面神经炎验方：独活 30g，白芷 30g，薄荷 30g。上药共研为细末，炼蜜为丸，每丸重 3g，每日 3 丸，口服。

（10）蜈蚣矫正饮：蜈蚣 1 条（去头足），地龙 12g，当归 12g，赤芍 12g，鸡血藤 12g，羌活 10g，防风 10g，白芷 10g，川芎 9g。水煎服，每日 1 剂。

（11）八味蠲风汤：牛蒡子 30g，白芷 6~10g，白僵蚕

10~15g，白附子 8~12g，全蝎 6~12g，天南星 9~14g，丹参 30g，黄芪 30g。先煎牛蒡子 1 小时，然后余药同煎共 3 次，每次 20 分钟，3 次煎液混合，分 3 次服下，每日 1 剂。

（12）贝尔散：人参、白术、茯苓、当归、白芍、川芎、白芷、防风各 40g，甘草、香附、乌药、青皮、陈皮、明天麻、天南星、全蝎、白附子、僵蚕、蜈蚣、广地龙、白花蛇舌草、制附子、肉桂、麻黄、苏叶、细辛、木瓜、汉防己、黄芩、桔梗各 24g，共为粗末备用。每日取贝尔散 80g，纱布包，加水 300ml，煎沸后，文火再煎 15 分钟，滤液后加水 200ml，煎沸后 10 分钟滤液，两次药液兑在一起，均分两份，早、晚各温服一份。用药渣热敷患侧面部，每日数次，10 天为 1 个疗程，可连续服用，直至痊愈。

（13）面瘫散：白附子、川芎、当归、钩藤、浙贝母、防风各 10g，全蝎、羌活、蝉蜕、甘草、地龙各 6g，天麻 12g，蜈蚣 5 条。将上药研成细末，每次 5g，1 日 2 次，温开水冲服。

（14）蜈蚣朱砂散：蜈蚣 18 条，朱砂 9g。将上 2 味共研为细末，分 18 包，每次 1 包，每日 3 次。每次均以防风 15g 煎汤送服，小儿量酌减，6 天为 1 个疗程。

（15）面瘫丸：白附子 30g，僵蚕 30g，钩藤 30g，蝉蜕 30g，海风藤 30g，防风 30g，川芎 27g，制马钱子 9g。上述八味，共为细末，炼蜜为丸，每丸 6g，每日 3 次，每次 1~2 丸，温开水或黄酒送服，10~15 天为 1 个疗程，间隔一周，再进行下一个疗程。

（16）面瘫验方：防风、薄荷、秦艽各 7.5g，白术 4.5g，茯苓、甘草、菊花、羌活、钩藤各 9g，天麻、荆芥、黄芪、黑料豆、桂枝各 6g，酸枣仁、豨莶草、当归各 15g，生姜 3 片。一付药煎服 5 次，第一天日 2 次，第二天日 3 次。隔 2 日服下付，服药如前。

（17）加味牵正散：黄芪 100g，当归 15g，僵蚕 10g，全蝎 10g，水煎，滤汁后加白酒 10ml，一日分 3 次服完。

（18）二麻散：天麻、升麻各 15g，当归 28g，北细辛 5g，共研细末，每次 3g，1 日 3 次，分 7 日服完，为 1 个疗程。

（二）外用单方验方

（1）硼砂 3g，川乌 3g，枯矾 3g。分开研末后各取等量，量约火柴头大小，患侧鼻吸入，每日 2~3 次。

（2）斑蝥 3 个去头、足、翅，巴豆 3 个去壳，生姜适量共捣成泥状，拌匀摊于麝香壮骨膏上，用 1‰ 的新洁尔灭棉球消毒患侧牵正穴，将药膏敷于患处，约 3~4 小时（夏季 2~3 小时）取下，患处见米粒大小的水疱，5 小时后连成片，水疱不要挑破，局部可用氯霉素眼药水涂擦，每 2 小时 1 次，以防感染。

（3）歪咀方：用鲜山蒜头 125g，蒜头 12 瓣，母丁香 15g，蓖麻子（红骨）12 粒，捣烂后加罗粘香 15g，混合拌匀，然后把上药平铺在数层纱布上，外敷患侧面部，发病 20 天以内者每周外敷一次，每次 50~60 分钟。发病 20 天以上者每周外敷一次，每次 70~80 分钟。发病 20 天以上或恢复较慢的患者，歪咀方可加麝香，并配服加味牵正散（白附子、僵蚕、全蝎、蜈蚣各等份研细末）。

（4）马钱子 8g，用温热水浸泡 12 小时以上，切成薄片（12~18 片），排列于两张伤湿止痛膏上，先将面部皮肤洗净揩干，将马钱子剖面贴于患侧面部。6~7 天为 1 个疗程，至恢复正常为止。若贴后局部发痒和出现肌肉瞤动，切不要扯掉。

（5）鲜生姜 1 块，切开，用切面上下交替轻擦患侧（即口角歪向侧的对侧）牙龈，直到牙龈有烧灼感或温热感为止，每日2~3次，1~2周为1个疗程。

（6）将猪牙皂15g捣碎，放入食醋100ml内浸8小时后即可应用。用时取棉球蘸药液涂擦健侧口角的后方部位（即地仓穴与牵正穴之间），每次用药液边涂边揉擦约10~15分钟，每日可揉擦数次。

（7）冰片1g，蓖麻子12g，血余炭12g，樟丹60g，共同磨粉，芝麻油4两调成膏状，用三棱针将口内发紫的血管挑破后，再贴此膏，每次用45g敷面，左边歪贴右边，右边歪贴左边。也可配合刮痧。

（8）制草乌、白芥子、制马钱子、细辛各10g，共研细末，以生姜汁调敷于患侧，每日换药1次。注意皮肤表面有破溃者不宜使用。

（9）穴位贴敷：将马钱子锉成粉，撒于膏药或胶布上，贴在患侧的下关穴，每2~3日更换一次。

（10）口眼㖞斜：用蓖麻子仁捣成膏，左边斜则贴右，右边斜则贴左。

（11）蓖麻仁捣烂加少许麝香，取绿豆粒大一团，贴敷穴位上，每隔3~5日更换1次。

（12）白附子研细末，加少许冰片做成面饼，贴敷穴位，每日1次。

（13）口眼㖞斜：生南星，醋磨汁，左歪涂右，右歪涂左。

（14）巴豆酒：巴豆3~5粒研细，放铝壶或玻璃瓶中，加入75%乙醇或好烧酒500ml，炖热外用。外熏面瘫侧之手掌心劳宫穴，每次1~2小时，重者可4小时，每日1次，5次为1个疗程。

（15）穴位敷贴：将马钱子、白附子或者蓖麻仁磨碎成粉末，散于胶布，贴在阳白、颧髎、颊车、地仓等穴位上，5~7天换药1次。

（16）口眼㖞斜（面神经麻痹、面瘫）：患侧面部、耳后消毒后，梅花针叩刺，微似出血，黄鳝血均匀涂于局部，或黄鳝血涂面部，向左歪涂右边，向右歪涂左边，用热气（可用电吹风或炉边烤）将血烤干，连用3~4天即可。

（17）口歪眼斜偏方：皂角末、蓖麻子仁适量，混合捣成糊状，睡前左边斜贴右边，右边斜贴左边，每晚用一次，坚持一周。

（18）中风中经络、面神经瘫痪、口眼㖞斜：天南星研末，生姜汁调涂，左斜涂右，右斜涂左。

（19）面神经麻痹、口眼㖞斜：鹅不食鲜草15g，入凡士林，捣为膏，摊纱布，贴患部对侧，2日一换。

（20）面神经麻痹：白芥子末，蜜调，敷患侧太阳穴，两天有效，正后去掉。

（21）面神经麻痹：皂荚，焙干研末，米粥调敷患侧，正后去掉。

（22）面神经麻痹：厚桂皮，研末，敷患处对侧，正即去掉。

（23）面瘫验方：防风6g，白芷6g，白附子6g，僵蚕10g，细辛2g，天麻4.5g，白菊花6g，南星6g，橘络6g，薄荷3g，上药水煎，去渣，热熏温洗患处，以祛风活络。

（24）鲜杨树皮60~100g，加水1000ml煎沸趁热熏患侧面颊部，并可在器皿下置小炉，文火缓缓加温，使热气持续而均匀地熏蒸，每次40~60分钟，热熏一次未恢复至正常者，隔两天再熏，3次不正常者，改用其他治法。

（25）药浴疗法：薄荷、艾叶、荆芥、前胡各15g，加水1500ml煎煮，药水煎沸后用布遮盖头面部，让热气熏患侧面部10分钟左右，以汗出为度，待水降温后再用药水洗患侧头面部3分钟，每晚睡前1次。

（26）荆芥穗6g，杭菊花4.5g，川芎6g，明天麻4.5g，香白芷4.5g，霜桑叶12g，上药同鸡蛋2个同煮，蛋熟去壳，再与药同煮，令药入里，用热鸡蛋热熨患处，稍凉即换，以达到祛风止痉作用，治疗面瘫。

（27）急性期：黄芪55g，白芥子、白附子、僵蚕、防风、连翘、栀子、桃仁各10g，全蝎6g，蜈蚣3条。上药共研细末，外敷时用少许面粉、鸡蛋清、白酒将药粉拌成糊状，用红花油搽剂在阳白、太阳、牵正、颧髎、地仓、颊车、风池擦搓，或用热毛巾敷面部，或用手法将上述穴位按摩后，每穴以6g左右的药物置于直径5cm的伤湿止痛膏上或胶布上，将药固定并贴于穴位上。敷药后面部即有紧抽、牵拉、发热的感觉，一般持续2~4小时。每日更换一次，10天为1个疗程，以痊愈为度。恢复期可取嫩桑枝30cm，槐枝60cm，艾叶、花椒各15g，煎汤频洗面部，先洗患侧，后洗健侧。

五、药膳方

药膳是将中药与食物相配，采用饮食烹调技术制作而成的美味食品，是调理身体、治疗疾病的一种方法，是对药物治疗的有益补充。下面介绍几种适用于不同时期、不同证型面瘫的药膳方。

1. 防风粥

防风 10~15g，葱白 10~15g，粳米 30~60g，前两味水煎取汁，去渣，粳米煮粥，待粥将熟时加入药汁，煮成稀粥，温服，功能可祛风解表散寒，适用于风寒袭络引起的面瘫、机体肌肉酸楚等。

2. 薄荷糖

薄荷粉 30g，白糖 500g，将白糖放入锅内，加水少许，文火炼稠，后加入薄荷粉，调匀，再继续炼至不粘手时即成，每日 20~30g，具有疏风清热、辛凉解表的功效，对于突然口眼㖞斜、眼睑闭合不全、咽干微渴等症有效，面瘫有糖尿病者禁用。

3. 川芎白芷水炖鱼头

川芎 3~9g，白芷 3~9g，鳙鱼头 500g，葱、胡椒、姜、盐适量。武火烧沸，再以文火炖半小时，分早、晚食鱼喝汤，功能祛风散寒、活血通络，适用于外感风邪引起的面瘫。

4. 姜糖苏叶饮

紫苏叶 3g，生姜 3g，红糖 15g，以沸水浸泡 5~10 分钟，具有疏风散寒、和中解表的功效，适用于外感风邪引起的面瘫等。

5. 大枣粥

大枣 30g，粳米 100g，冰糖适量，煮至熟烂成粥，具有补气养血的功能，适用于气血虚弱之口眼㖞斜、气短乏力者。

6. 参枸莲蓉汤

白人参、枸杞子、葡萄干各 2g，莲子肉、山药各 2g，肉苁蓉、火麻仁各 12g，橘红 3g，大枣、胡桃肉各 2 枚，煎汤取药汁服，口服 2~3 次，具有补中益气、滋养肝肾之阴的功效，适于气血不足、肝肾亏虚的病证。

7. 生地蝎子汤

生地黄 20g，枸杞子 10g，全蝎 3~5 只，天麻 10g，猪肉 100g，陈皮、生姜适量煲汤，全蝎为治风要药和著名的昆虫食品，与各药食料相配，能滋养阴血、祛风通络，适于面瘫中期和恢复期患者，尤其是素来肝肾阴虚，伴头晕、耳鸣、肢麻，外风、内风兼见者饮用，孕妇慎用。

8. 参芪乌鸡汤

党参 15g，黄芪 15g，田七 10g，竹丝鸡四分之一只，除去皮脂，生姜 2 片，煲汤饮食，具有补虚扶正、祛痰纠偏之功，适宜恢复期气血较弱的面瘫患者。

第五章　针刺治疗

针刺治疗是治疗面瘫的传统治疗方法，也是目前最行之有效的主要方法之一，由于有较好的疗效，为中西医学界所接受、认可，根据症状、经络循行，选取相应的腧穴。《灵枢·经脉》："经脉者，所以能决生死，处百病，调虚实，不可不通。"针刺治疗除传统体穴针刺外，还有浮针、腕针、平衡针、电针、耳针、头针、火针、刺络放血、经筋、梅花针、埋线、割治、筋针、小周天、小针刀等疗法，针灸具有疏散风邪、息风化痰、舒筋通络、活血化瘀、益气养血等作用，能增加面部肌力，缓解面部麻木，改善面部的功能活动，收到较好的效果。

一、体针

体针针刺为针灸治疗的主体，是临床最常用的针刺治疗方法，其选穴原则有辨证分经取穴法、分期取穴法、远近取穴法等。

1. 辨证分经取穴法

面瘫患者，病位全都涉及阳明、太阳、少阳等经脉，《灵枢·邪气脏腑病形第四》："中于面则下阳明，中于项则下太阳，中于颊则下少阳。"各经络病变轻重有时基本相同，有时有所侧重，根据面瘫部位、活动受累部位、程度、经脉循行及四诊合参，进行辨证分经，然后循经取穴，经脉病变，遵循"宁失其穴，勿失其经"的原则，选取相应经腧穴进行治疗，面瘫涉及多条经脉病变，应同时选取，分组治疗。《灵枢·刺节真邪》："用针者，必先察其经络之虚实，切而循之，按而弹之，视其应动者，乃后取之而下之。"其分经如下。

（1）足阳明经病

《灵枢·经脉第十》："胃足阳明之脉，起于鼻之交頞中，旁纳太阳之脉，下循鼻外，入上齿中，还出挟口环唇，下交承浆，却循颐后下廉，出大迎，循颊车，上耳前，过客主人，循发际，至额颅；其支者……下循胫外廉，下足跗，入中指内间；其支者，下膝三寸而别下入中趾外间；其支者，别跗上，入大趾间，出其端。是主血所生病者……口㖞。"《灵枢·经筋第十三》："足阳明之筋……上颈，上挟口，合于頄，下结于鼻，上合于太阳。太阳为目上网，阳明为目下网；其支者，从颊结于耳前。其病……卒口僻。"经络所过病位病变即为足阳明经病。

选穴：承泣、四白、巨髎、地仓、颊车、下关、人迎、足三里等。

①承泣：承泣穴位于面部，瞳孔直下方，眼球与下眼眶边缘之间，直刺，眼向上看，轻轻固定眼球，沿眶下壁缓慢刺入0.5~1寸，勿大幅度捻转提插，出针后压迫1~2分钟。

②四白：位于人体面部，瞳孔直下，当眶下孔凹陷处，直刺或斜刺0.3~0.5寸。

③巨髎：面部，瞳孔直下，平鼻翼下缘处，当鼻唇沟外侧，斜刺或平刺0.3~0.5寸。

④地仓：位于人体的面部，口角外侧，上直对瞳孔，斜刺或平刺 0.5~0.8 寸，可向颊车穴透刺。

⑤颊车：人体颊车穴位于面颊部，下颌角前上方约 1 横指（中指），当咀嚼时咬肌隆起，按之凹陷处，直刺 0.5 寸，或横刺透向地仓穴。

⑥下关：面部，在颧骨下缘中央与下颌切迹之间的凹陷中，张口时隆起，闭口取穴，平刺 0.5~1 寸。

⑦人迎：颈部喉结旁，胸锁乳突肌前缘，颈总动脉搏动处，当喉结旁 1.5 寸，直刺 0.3~0.8 寸，避开颈总动脉。

⑧足三里：位于小腿外侧，犊鼻下 3 寸，胫骨外一横指，直刺 1~2 寸。

（2）手阳明经病

《灵枢·经脉第十》："大肠手阳明之脉……其支者，从缺盆上颈，贯颊，入下齿中，还出挟口，交人中，左之右，右之左，上挟鼻孔。"《灵枢·经筋第十三》："手阳明之筋……其支者，上颊，结于颅，直者，上出手太阳之前，上左角，络头，下右颔。"其经络所过部位病变即为手阳明经病。

选穴：口禾髎、迎香、曲池、合谷等。

①口禾髎：在鼻孔外缘直下，水沟穴旁开 0.5 寸处，直刺 0.3~0.5 寸，或向内平刺 0.5~0.8 寸。

②迎香：位于人体的面部，在鼻翼旁开约 1cm 皱纹中，向内上平刺 0.5~1.0 寸。

③曲池：肘横纹外侧端，屈肘，当尺泽与肱骨外上髁连线中点，直刺 1~1.5 寸。

④合谷：手背，第 1、2 掌骨间，当第 2 掌骨桡侧的中点处，直刺 0.5~0.8 寸。

（3）手太阳经病

《灵枢·经脉第十》："小肠手太阳之脉……其支者，从缺盆循颈上颊，至目锐眦，却入耳中；其支者，别颊，上𬇙，抵鼻，至目内眦，斜络于颧。"《灵枢·经筋第十三》："手太阳之筋……其支者，入耳中；直者，出耳上，下结于颔，上属目外眦。"其经络所过部位病变即为手太阳经病。

选穴：颧髎、后溪等。

①颧髎：面部，当目外眦直下，颧骨下缘凹陷处，直刺0.3~0.5寸，斜刺或平刺0.5~1寸。

②后溪：微握拳，第5指掌关节后尺侧的近侧掌横纹头赤白肉际处，直刺0.5~1寸。

（4）手少阳经病

《灵枢·经脉第十》："三焦手少阳之脉……其支者，从膻中上出缺盆，上项，系耳后，直上出耳上角，以屈下颊至𬇙；其支者，从耳后入耳中，出走耳前，过客主人前，交颊，至目锐眦。"《灵枢·经筋第十三》："手少阳之筋……其支者，上曲牙，循耳前，属目外眦，上乘颔，结于角。"其经络所过部位病变即为手少阳经病。

选穴：翳风、耳门、丝竹空、耳和髎、外关等。

①翳风：耳垂后耳根部，颞骨乳突与下颌骨下颌支后缘间凹陷处。治面瘫时可向下颌骨前面的上下方透刺。

②耳门：面部耳屏上切迹的前方，下颌骨髁突后缘，张口有凹陷处，张口，直刺0.5~1寸。

③丝竹空：穴位于人体的面部，眉梢凹陷处，平刺0.5~1.0寸或向攒竹方向透刺。

④耳和髎：头侧部，当鬓发后缘，平耳根之前方，颞浅动脉

后缘。斜刺 0.3~0.5 寸。

⑤外关：尺骨与桡骨之间，腕背横纹上 2 寸，直刺 0.5~1 寸。

（5）足太阳经病

《灵枢·经脉第十》："膀胱足太阳之脉，起于目内眦，上额，交巅；其支者，从巅至耳上角。"《灵枢·经筋第十三》："足太阳之筋……其直者，结于枕骨，上头，下颜，结于鼻；其支者，为目上网，下结于烦。"其经络所过部位病变即为足太阳经病。

选穴：睛明、攒竹、昆仑等。

①睛明：目内眦角稍上方凹陷处，紧靠眶缘直刺 0.5~1 寸。

②攒竹：面部，眉毛内侧边缘凹陷处，向眉中平刺或斜刺 0.5~0.8 寸或直刺 0.2~0.3 寸。

③昆仑：在足部外踝后方，当外踝尖与跟腱之间的凹陷处，直刺 0.5~0.8 寸。

（6）足少阳经病

《灵枢·经脉第十》："胆足少阳之脉，起于目锐眦，上抵头角，下耳后，循颈行手少阳之前，至肩上，却交出手少阳之后，入缺盆；其支者，从耳后入耳中，出走耳前，至目锐眦后；其支者，别锐眦，下大迎，合于手少阳，抵于颛，下加颊车，下颈，合缺盆，以下胸中，贯膈。"《灵枢·经筋第十三》："足少阳之筋……直者，上出腋，贯缺盆，出太阳之前，循耳后，上额角，交巅上，下走颔，上结于烦；支者，结于目外眦，为外维。"其经络所过部位病变即为足少阳经病。

选穴：瞳子髎、听会、上关、阳白、完骨、风池、肩井等。

①瞳子髎：面部，目外眦外侧 0.5 寸凹陷中，平刺 0.3~0.5 寸。

②听会：面部，当耳屏间切迹的前方，下颌骨髁突的后缘，张口凹陷处，直刺 0.5~1 寸。

③上关：耳前，颧弓上缘凹陷处，直刺 0.5~0.8 寸。

④阳白：眉部，瞳孔直上方，离眉毛上缘约 2cm 处。

⑤完骨：耳后乳突的后下方凹陷处，内上斜刺 0.5~0.8 寸。

⑥风池：颈部，当枕骨之下，与风府穴相平，胸锁乳突肌与斜方肌上端之间的凹陷处，向鼻尖方向斜刺 0.5~0.8 寸，或平刺透风府穴。

⑦肩井：位于大椎与肩峰端连线的中点，前直对乳中，直刺 0.3~0.5 寸。

2. 分期取穴法

（1）急性期：为风邪入侵所致，治宜疏风通络，穴取翳风、太阳、阳白、下关、颊车、地仓、合谷等。一般取穴较少，选用较轻的手法。

（2）静止期：为表邪入里，痹阻经脉气血，治宜活血化瘀、息风化痰、舒筋通络，穴取太阳、攒竹、下关、迎香、风池、翳风、阳白、四白、地仓等。

（3）恢复期：为正气不足、气血虚弱、经脉不通、面部失养，治宜补益气血、化痰息风、疏通经脉，穴取攒竹、下关、足三里、神阙、气海、翳风、阳白、四白、地仓等。

3. 远近选穴法

面瘫除选择面部局部腧穴直接治疗外，还可选择远部位的腧穴进行治疗。《灵枢·终始》："病在上者下取之，病在下者高取之。"远部腧穴，其经脉行于面部，其经气也通于面部，通过调节其远部经脉的腧穴，达到调节面部经气的目的。

近部位的腧穴有：翳风、完骨、阳白、鱼腰、攒竹、丝竹空、太阳、下关、颊车、四白、地仓、迎香、人中、承浆，结节样、条索样反应物、压痛点等。

远部位的腧穴有：外关、曲池、合谷、后溪、足三里、昆仑等。

以上3种取穴法每天1次，每次5~10穴，翳风、完骨、太阳、四白、人中、承浆、外关、曲池、合谷、后溪、足三里、昆仑等多直刺，阳白、鱼腰、攒竹、丝竹空、下关、颊车、地仓、迎香多斜刺、透刺，也可直刺，7次为1个疗程，休息2天，再行第2个疗程。

二、浮针

浮针疗法是符仲华教授发现的一种快速镇痛的新疗法，是用一次性的浮针针具在局限性病痛的周围或临近四肢的皮下组织进行扫散的针刺活动，是在传统针灸理论的基础上，结合西医学的研究成果而形成的，浮针治疗面瘫有一定的疗效。

1. 浮针疗法的特点

（1）按病位选进针点：根据病变所在的位置和病变部位的大小来决定进针点。

（2）在病灶周围进针：浮针疗法不在病痛的局部进行治疗，而在病痛的周围选择进针点进行治疗，针尖不达到病灶处，要保持一定距离，有时甚至相距较远。

（3）皮下浅刺：浮针疗法仅作用于皮下组织，主要是皮下疏松结缔组织。

（4）不要求得气：浮针疗法不要求得气且不能得气，如有得气感，则需调整针体深浅度。

（5）留针时间长：一般留针24小时，甚至更长。有便于留针的专用工具。

（6）针尖必须直对病灶：浮针疗法针尖必须直对病灶或痛点，不能偏歪，不能距病灶太远，尽量不要超过关节。

（7）取效快捷：浮针疗法取效较快，往往针到痛消。如疗效欠佳，则为针刺的方法、部位不对，需重新调整。

（8）留针能保持疗效：留针达到一定时间，起针后疗效也能维持，甚至得到加强和提高。

（9）适应证广：浮针对各种原因引起的瘫痪基本都可治疗，对麻木、胀满也有较好的疗效，不但消除症状，而且对原发病灶起治疗作用，但对癌症瘫痪远期疗效不佳。

2. 浮针的治疗方法

（1）确定治疗部位：根据面瘫临床症状、瘫痪麻木范围、是否有压痛进行触摸，触摸力度要由轻而重，范围由大到小，患者表述不清时选中央，然后再结合辅助检查，确定治疗部位。病变部位较小或局限者，可选较少点；病变部位瘫痪、麻木范围大时可选多个点。面瘫治疗部位多位于同侧上臂外侧前缘中央、同侧肩峰内侧、巨骨周围、翳风、茎乳孔处、阳白、攒竹、下关、颊车、地仓、迎香等，以茎乳孔处为重点，治疗部位距病变部位6~10cm，针尖到达位置距病变部位约2cm。上臂外侧前缘中央由下向上，肩峰内侧、巨骨周围由外向内，茎乳孔处、翳风、下关从下往上刺，阳白、鱼腰、攒竹从上往下刺，地仓、迎香、人中、承浆从外往里刺，颊车从里往外刺或从下向上刺。

（2）操作：取仰卧位或侧卧位，选用小号浮针、1寸针灸针等，局部常规消毒后，手持浮针，单手或双手进针，与皮肤呈15°快速刺入皮肤，不过深刺入肌层，也不过浅刺入皮内，确定针尖在皮下疏松结缔组织后，放倒针身，右手持针，将针体稍稍提起，使针尖稍微翘起，向前运针，针下感觉松软易进，没有酸、麻、胀、重、沉等针感，也没有突破感，如有则说明针刺过深，如疼痛，则说明针刺过浅，均应调整针刺深度，针体全部进入体内，以拇指侧为支点，手握针柄做扫散运动，针尖在皮下做扇形运动，幅度尽可能大，扫散过程中可让面部活动，扫散约2分钟，每穴约200次，抽出针芯，用胶布将针座贴附于皮肤，留针约24小时，由于面部贴胶布不美观，也可留针1~2小时后出针，留针过程中，患者因生活需要可适当活动，但不可幅度过大，起针时将软管慢慢起出，用消毒干棉球按压，以防出血，起针第2天再行治疗。第二次治疗可选上次病痛处（但要避开上次针眼），也可根据病情变化，选择新的病痛点，如治疗三次无明显疗效，则应选择其他疗法。

3. 注意事项

（1）进针点要避开浅表血管，以免针刺出血或引起疼痛，要避开皮肤上的瘢痕、结节、破损等。

（2）进针前，进针部位和医生手指要消毒，以防感染。

（3）发热、急性炎症、传染病、恶性病患者不要针刺。

（4）有自发性出血疾病如血友病、血小板减少症者不宜针刺。

（5）肢体浮肿、短期内用过封闭疗法、用激素治疗、外用红花油等不宜针刺。

（6）留针时，注意封闭针口，避免汗水或水进入针口引起感染。

三、腕针

腕针为张心曙教授创立的一种腕部取相应的点进行皮下针刺来治疗疾病的一种针刺疗法，可作为面瘫的辅助疗法。

1.针刺部位

腕部共6个进针点，约在腕横纹上2横指，从掌面尺侧起到桡侧依次为上1、上2、上3、上4、上5、上6，面瘫取上1区（双侧）、上2区（患侧）、上3区（患侧），如有耳后神经痛选取上4区（患侧）。

2.操作

取端坐位，局部常规消毒后，医生左手固定进针点上部，绷紧皮肤，右手拇指在下，示、中指在上扶持针柄，针与皮肤呈30°向上快速刺入皮肤，达皮下后针体紧贴皮肤表面，沿皮下浅层刺入约1.5寸，以针下松散感为宜，若有酸、麻、胀、沉感，说明进针过深，已刺入筋膜下层，若有疼痛，说明针刺过浅，刺入皮内，都必须调针至皮下浅表层，留针20~30分钟，一般不行捻转提插手法，每日或隔日1次，10次为1个疗程。

3.适应证

面瘫、头痛、眩晕、耳鸣、牙疼、落枕、颈椎病、肩周炎、网球肘等。

四、平衡针

平衡针是王文远教授将中医学的心神调控学说和西医学的神经调控学说相结合而发明的一种针刺方法。特点是取穴少、操作方便、快捷，平衡针多作为面瘫的辅助治疗。

1. 穴位定位

面瘫穴：肩部，锁骨外 1/3 处斜向上 2 寸。采用交叉取穴，即左侧病变取右侧穴，右侧病变取左侧穴，双侧有病，可同时双侧取穴。

2. 作用

祛风通络，活血化瘀，消炎止痛，调节神经，促进神经恢复。

3. 操作

取坐位，上肢放于治疗桌上，局部常规消毒后，用 1.5 寸毫针快速刺入 0.5~1 寸，上下提插，以出现局部酸麻胀或向颈部、面部放射感为度，达到麻木后出针，1 天 1 次，10 次为 1 个疗程。

4. 注意事项

面瘫穴下为肺尖，不可针刺过深，以免损伤肺脏。

五、电针

电针是用毫针刺入穴位，得气后连接电针机，利用不同波形的脉冲电流，以加强对穴位的刺激，从而达到治疗疾病的一种治疗方法，电针治疗面瘫是较为传统和常用的治疗方法，疗效肯定。

1. 选穴

电针的选穴同体针疗法，根据面瘫的病情选取相应的穴位。常用穴位有风池、翳风、阳白、鱼腰、攒竹、丝竹空、太阳、下关、颊车、四白、地仓、迎香、人中、承浆、曲池、合谷、足三里等。

2. 操作

毫针刺入穴位得气后，把电针机上的输入电位器调至"0"值，将一对输出导线，分别连接在2根针的针柄上，打开电源开关，选择需要的波形和频率，逐渐调高输出电流，最大至患者出现能耐受的酸、麻感，每次通电时间为20~30分钟，治疗完毕，把电位调到"0"值，关闭电源，撤去导线，退出毫针。每日1次，7次为1个疗程。

3. 注意事项

（1）每次治疗前，检查电针机输出是否正常，治疗后，需将输出调节电钮等全部退至零位，随后关闭电源，撤去导线。

（2）电针感应强，通电后会产生肌肉收缩，需事先告诉患者，使其思想上有所准备，配合治疗。

（3）对患有严重心脏病的患者，治疗时应严加注意，避免电流回路经过心脏；不宜在延髓、心前区附近的穴位施用电针，以免引起心跳、呼吸骤停等。

六、耳针

耳针是用针刺或其他方法刺激耳廓上的穴位或反应点，以防治疾病的一种方法，耳针治疗面瘫，多作为辅助疗法。耳穴分布见图5-1。

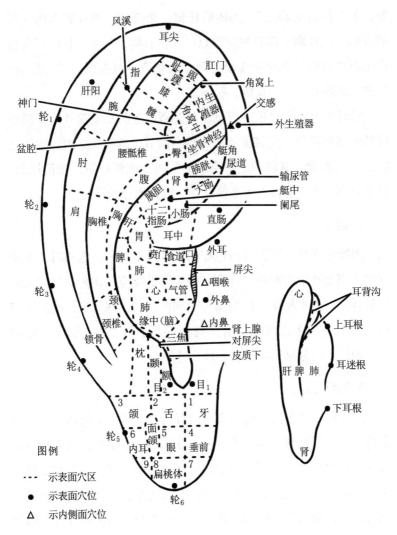

图 5-1　耳穴

1. 耳针的作用

　　耳不是一个孤立的器官，而是与脏腑生理直接相连、病理相互影响，与十二经脉也有直接或间接联系。耳是人体的一个缩影，似"倒置的胎儿"，人体的任何一个部位，如五脏六腑、四肢百骸，在耳廓上都有相应的点，人体有病，耳廓上相应耳穴会产生某些改变，如电阻变低、导电性增强，或变形，或有压痛、充血，或皮肤变色、丘疹、脱屑等。

对耳穴上相关穴位进行良性刺激所产生的刺激信号传递到相应的脏腑或部位，使脏腑的功能得到调节，通往病灶的经络气血畅通，以推动、驱散病灶中瘀滞的气血，调整经络，扶正祛邪，促使各种生理功能恢复到平衡状态，以达治疗的目的。

2. 选穴

面瘫患者耳穴可见红白色相间，色泽不均匀。电测时，可出现电阻值变小或有响声，并有刺痛等阳性反应，此为治疗面瘫的主要耳穴，再根据中医的脏腑理论和西医的生理知识，选择相应的穴位，一般来说面瘫耳穴多选择面颊、口、眼、脑干、皮质下、神门、内分泌、肾上腺、脾、肝等。

3. 治疗方法

（1）耳穴针刺法：局部常规消毒后，医生左手拇指、示指固定耳廓，中指托住穴区，右手拇、示指持 0.5 寸毫针刺入相应的耳穴，针刺角度对于不同的穴位可选择直刺、斜刺、横刺。进针法分慢刺法和快刺法，慢刺法是边刺入边捻转，同时询问患者感觉情况；快刺法是迅速刺入耳穴中，一般留针 20~30 分钟，留针期间，每 10 分钟行针 1 次，行针为小幅度的捻转或提插，每日 1 次，双耳交替进行，10 次为 1 个疗程，休息 2 天再进行第 2 个疗程。

（2）耳穴压迫法：压丸用中药王不留行籽、白芥子、油菜籽、六神丸、小钢珠等。将压丸粘在 7mm×7mm 大小胶布的中央，耳部消毒后，用镊子夹胶布贴敷在已消毒的耳穴上，每日按压 3~5 次，按压由轻到重，以出现酸、胀、痛感为宜，如感觉不明显，可加重按压手法，如疼痛较重，可减轻按压，或减少按压次数。

按压手法有对压法、直压法、点压法和轻揉按摩法等。

①对压法：用拇指和示指的指腹置于患者耳廓的正面和背面，相对按压。

②直压法：用指尖垂直按压穴丸。

③点压法：用指尖一压一松间断按压耳穴。

④轻揉按摩法：用指腹轻轻将压贴的穴丸压实贴紧，然后按顺时针方向轻轻压丸并旋转。

每次耳穴贴敷 2~3 天，揭掉后再按同样的方法贴对侧耳穴，两耳交替运用，10 次为 1 个疗程。

（3）耳穴埋针法：耳廓局部常规消毒后，左手固定耳廓，使埋针处皮肤绷紧，右手用皮内针钳或止血钳钳住已消毒的掀针或皮内针刺入耳穴，再用 7mm×7mm 的肤色胶布贴在针环或针柄以固定于皮肤上，每次选 3~5 穴，留针 2~3 天，留针期间每天自行按压 2~3 次，10 次为 1 个疗程。埋针后如出现耳廓持续胀痛，说明耳廓可能有感染，应取出所埋针具并局部消毒，改用对侧耳穴。

（4）耳穴注射法：耳穴注射药同体穴注射，中药为活血化瘀、舒筋活络之剂，西药为维生素、肾上腺糖皮质激素、利多卡因等，只不过剂量更小，每次约 0.5~1ml。局部常规消毒后，左手固定耳廓，并绷紧注射局部皮肤，右手持配有 4 号针头的注射器，使针尖斜面朝下刺入耳穴皮下，回抽无回血，将药液注入皮下约 0.1ml，形成一小皮丘，消毒棉球轻压，防止药液外溢或出血，每次选用 3~5 穴，先患侧耳穴，两侧交替进行，隔日注射 1 次，10 次为 1 个疗程。休息 3 天，再进行第 2 个疗程。

（5）耳穴贴膏法：用具有活血化瘀、祛湿散寒、通络止痛的橡皮膏，并剪成 5mm×5mm 的小方块。耳廓清洁或消毒后，用镊子将橡皮膏小方块贴敷在选取的穴位上，每次 5~7 穴，贴敷 2 天，揭掉后再贴敷另一侧，双耳交替进行，10 次为 1 个疗程。

（6）耳穴贴磁法：耳廓清洁或消毒后，左手固定耳廓，右手持镊子将剪好的 6mm×6mm 中央粘有小磁珠的胶布贴于耳穴上，也可轻轻按压使局部产生酸胀感，可耳廓一面贴敷，也可前后对贴。前后对贴要异名磁板，使之相吸，每次贴一侧耳穴，选 2~3 个穴位，2~3 天更换 1 次，双耳交替进行，10 次为 1 个疗程。

临证中，对于体壮者可用强刺激方法，如耳穴注射法、针刺法、埋针法；对于体弱或畏针者，可用弱刺激方法，如压迫法、贴膏法、贴磁法。同一患者，可用一种方法，也可用多种方法。

4. 注意事项

（1）治疗前要严格消毒，以防感染。

（2）耳穴位置较小，要找准穴位，不可偏离。

（3）注射、埋针和针刺法要掌握深度，不要损伤软骨。

（4）耳穴区有皮损者禁用。

（5）耳穴注射要用小号针头，最好用 4 号针头，针头过粗，既易损伤软骨，使局部疼痛较重，又不利于药液存留耳穴内。

七、头针

头针是根据中医学的针刺方法与西医学关于大脑皮质功能定位的理论，在大脑皮质相应的头皮投射区针刺，通过强刺激达到治疗疾病的一种方法，头针可用于面瘫的辅助治疗。

1. 定位

（1）运动区：上点在前后正中线中点向后移 0.5cm 处，下点在眉枕线和鬓角发际前缘相交处，上下点之间的连线即为运动区，将运动区分为五等份，上 1/5 为下肢、躯干运动区，上 1/5 与下 2/5 之间的中 2/5 为上肢运动区，下 2/5 是头面运动区，下运动区 2/5 治疗对侧中枢性、周围性面神经瘫痪，运动性失语，流涎，发音障碍等。

（2）感觉区：运动区后移 1.5cm 的平行线为感觉区，上 1/5 为下肢、躯干感觉区，上 1/5 与下 2/5 之间的中 2/5 为上肢感觉区，下 2/5 是头面感觉区，下 2/5 感觉区治疗面部麻木。

面瘫患者选下 2/5 感觉区、下 2/5 运动区，也可感觉区向运动区透刺，或运动区向感觉区透刺，病变对侧取穴。

2. 操作

取坐位，选对侧感觉区和运动区，局部常规消毒后，用 28 号 1.5 寸毫针与头皮呈 30° 快速刺入穴区，达帽状腱膜下，然后平行延伸，达到该区的长度，然后施以行针手法。

（1）捻转手法：为头针的传统手法。用拇指掌侧面和示指桡侧面夹持针柄，以示指掌指关节连续伸屈，使针身来回旋转，每次 2~3 转，每分钟要求捻转 200 次左右，捻转 2~3 分钟即能达到刺激量和刺激强度，留针 10 分钟，捻转行针 2~3 次即可起针，消毒干棉球压迫针孔，以防出血。每日或隔日 1 次，10 次为 1 个疗程。

（2）提插手法：用力小幅度地提插 5 分钟，虚证慢提紧插，实证紧提慢插，为巩固疗效，留针时间要长，可达 24 小时，至少 1 小时，在院留针期间行针 2~3 次，回家后可进行日常活动，可在院内起针，也可患者家属起针，每日或隔日 1 次，12 次为 1 个疗程。留针期间按揉面部或加强面部功能活动。

3. 注意事项

头部血运丰富，易出血，出针后应压迫针眼，以防出血。

八、火针

火针疗法是将火针用酒精灯烧红后迅速刺入人体的穴位或患处，借其温热刺激，从而达到祛除疾病目的的一种针刺方法。古称为燔针、焠针、白针等。面瘫多为受凉引起，适于火针疗法，尤其病程较长、顽固性面瘫者更为适宜。少阳风热者，多不选择火针治疗。

1. 火针的作用

（1）祛寒除湿，温经止痛

火针具有热力，能鼓动人体阳热之气，使经脉得以温通，以祛除寒气、攻散湿邪，使经脉调和、气机畅达而瘫痪自止。

（2）运行气血，解痉止痛

火针的温热刺激可促进气血运行，增加血液供给，营养筋脉，祛除风邪，使紧张、痉挛的拘急、抽搐自除。

（3）温通经络，祛风止痒

火针疗法具有温通经络、行气活血之功，促进体表气血流动，加强营养，从而使风邪无处存留，血足风散痒止。

（4）助阳益气，祛除麻木

麻木为脉络阻滞，阳气不能统帅营血、濡养经脉肌肤所致，火针能温通助阳，引阳达络，使气血畅通，经脉肌肤得养而麻木自除。

（5）补脾益气，通利经脉

火针能助阳气，行气血，加之刺脾胃腧穴可使脾胃气盛，气血生化充足，筋脉得以濡养而坚韧，肌肉得以濡养而丰满、强壮有力。

（6）壮阳补肾，升阳举陷

火针能增强人体阳气，激发经气，调节脏腑功能，具有内补助肾阳、外助阳气、升阳举陷的作用。

（7）攻散痰结，消除瘰疬

火针能温通阳气，温化痰饮，攻散痰结，疏通气血，消积化痰，可治疗瘰疬结核等。

（8）引热外达，清热解毒

火针疗法有发散、引气之功，使火热毒邪从针孔外散，而达到清热解毒、泻火排毒的目的。

（9）生肌敛疮，祛腐排脓

火针能温通经络，运行气血，使气血流通加速，疮口瘀积的气血得以消散，脓毒从针孔排出，腐肉得以外排，邪去则正安，增加了病灶周围的营养，促进了组织再生，促使疮口愈合。

2. 火针的适应证

风湿性关节炎、类风湿性关节炎、面瘫、痛风、慢性扭挫伤、足跟痛、肩周炎、颈椎病、腱鞘炎等疼痛疾病，对上述疾病属虚寒性、受凉怕冷者尤为适宜。

肛裂、痔疮、急性乳腺炎、下肢静脉曲张等疾病。

急慢性胃肠炎、咳嗽、气喘、阳痿、内脏下垂等内科疾病。

斑秃、白癜风、带状疱疹等皮肤病。

乳腺增生、腱鞘囊肿、瘰疬痰核等病症。

3.火针操作

（1）选穴：火针治疗面瘫选穴原则同毫针选穴，根据病症不同而辨证分经取穴。多选风池、翳风、阳白、鱼腰、攒竹、丝竹空、太阳、下关、颊车、四白、地仓、迎香、人中、承浆、曲池、合谷、足三里等患侧腧穴。

（2）消毒：局部常规消毒。

（3）烧针：用酒精灯烧针，根据针刺的深度，决定针体烧红的长度，一般为0.5~1cm，将针烧红或烧至发白。

（4）进针：迅速将针刺入穴位或病变部位，面部软组织较薄，一般针刺较浅，烧针长度要小，为0.3~0.5cm，可以烧1次刺1穴，也可烧1次连刺2~3穴。

（5）出针、留针：一般快速出针，不留针，出针后即刻用干棉球按压一下孔眼，以封闭针眼，防止气血外耗，并能减轻针刺疼痛。

（6）疗程：3日1次，5次为1个疗程。

4.注意事项

（1）精神过于紧张、过饥、过饱、过劳、大醉等禁用火针。

（2）发热性疾病不宜用火针。

（3）血液病、糖尿病患者禁用火针。

（4）血管、主要神经分布部位不宜使用火针。

（5）面部宜用小号火针，针刺宜浅，多刺耳后下、发际处，少刺面部。

（6）火针治疗后当天不要洗脸。

九、刺络放血疗法

刺络放血法又称刺血疗法，是用锋利的针刺入络穴、络脉，使之溢出一定量的血液，从而达到治疗疾病目的一种独特外治法。《灵枢·刺节真邪》："用针者，必先察其经络之实虚……一经上实下虚而不通者，此必有横络盛加于大经之上，令之不通，视而泻之，此所谓解结也。"刺络放血治疗面瘫，尤其耳后下疼痛者，多有即时疗效，对于久病者，也有一定疗效。

1. 刺络放血法的治疗作用

（1）活血化瘀，运行气血

刺络放血法使瘀血随之外排而去，瘀血得去，新血得以布达，血运加快，起到了活血化瘀、运行气血、改善局部微循环的作用。

（2）解除郁结，通络止痛

刺络放血法可排除经络中瘀滞的病邪，使郁结解除、经络通畅、疼痛消除，起到了通络止痛的作用。

（3）祛风逐痹，强壮筋骨

刺络放血法可使风寒湿邪随瘀血外出，局部血运丰富，筋骨得以滋润濡养而起到祛风逐痹、强壮筋骨的作用。

（4）清热解毒，消肿祛腐

刺络放血法使热毒瘀血随瘀血而外排，为热毒腐脓提供了较好的外出通道，局部蓄积瘀血随之排出，起到了清热泻火、解毒消肿、祛腐排脓、祛瘀生新的作用，面瘫患者外感风热、少阳之火亦随之外排。

（5）调节脏腑，畅通气机

脏腑功能活动失常，气化失职，气机失调，经脉气血运行紊乱，脏腑功能活动减退，刺络放血法并配以放血特定穴位，一方面使经脉郁滞紊乱得除，气机升常有序，另一方面穴区的刺激，利于脏腑功能的调整，使脏腑功能趋于正常而起到镇静安神、止咳平喘、健脾和胃、疏利肝胆、补肾壮阳、调经止血、利水消肿等作用。

2. 刺络放血法的适应证

传染性疾病：流感、流行性腮腺炎、结核病、病毒性肝炎、病毒性胃肠炎等。

细菌感染性疾病：咽炎、扁桃体炎、白喉、肺炎、丹毒、败血症等。

结缔组织疾病：风湿性关节炎、类风湿性关节炎、皮肌炎、干燥综合征、筋膜炎、系统性红斑狼疮。

运动系统疾病：颈椎病、肩周炎、腱鞘炎、腰肌扭伤、腰椎间盘突出、椎管狭窄、股骨头坏死、强直性脊柱炎等肌肉、骨关节病。

神经系统疾病：面神经炎、面肌痉挛、三叉神经痛、坐骨神经痛、臂丛神经痛、桡尺神经麻痹、腓总神经损伤、末梢神经炎、多发性神经炎、脊髓炎等。

外科疾病：疖肿、疔疮、背疽、痤疮、蜂窝组织炎、伤口感染、急性脉管炎、急慢性骨髓炎、阑尾炎等。

此外还有呼吸系统、循环系统、消化系统、泌尿系统、内分泌系统等病变。

3. 面瘫刺络放血的治疗方法

（1）选穴：同毫针针刺法而辨经选穴，一是取患侧风池、翳风、阳白、鱼腰、攒竹、丝竹空、太阳、下关、颊车、四白、地仓、迎香、曲池等，久病也可加取健侧。二是手足阳明、少阳、太阳井穴放血，如少商、商阳、关冲、至阴、足窍阴、厉兑等，取对侧，也可取双侧。三是患侧内地仓、内迎香、内颊车等处用三棱针点刺放血，寻找病变压痛点，压痛明显处即为放血点。四是观察患侧手足三阳经皮部络脉、耳背静脉是否有曲张、怒张，静脉显现处即为放血处，耳尖、耳垂也为放血处。

（2）操作

①穴区放血：局部常规消毒后，用三棱针点刺放血，点刺出血后用手挤压，使瘀血尽出，也可加拔火罐，以使瘀血尽量外排。每次放血选2~3个点，以少商、商阳、关冲、至阴、足窍阴、厉兑、风池、翳风、阳白、太阳、下关、颊车、四白、地仓、迎香、曲池等为主，放血量可达数滴至1ml，3天1次。

②耳背放血：选取耳背近耳轮处明显血管，揉搓2~3分钟使其充血，常规消毒后，持手术刀或刮脸刀片，以刃尖纵行垂直划破血管，放血3~4ml，青壮年可放血4~5ml，敷料覆盖，胶布固定，如一周后仍未痊愈或好转，可对其他血管进行第二次割治放血。

③手足三阳经皮部络脉放血：手足三阳经如有结络即可放血，点刺放血至血色改变或血止停止。

耳后下部疼痛，风热侵袭、少阳风热等热性面瘫的早期治疗放血量宜大，以疏散风热、清热解毒，后遗症、顽固性面瘫放血量宜小，以祛瘀生新、改善血运。

4.注意事项

（1）有凝血机制障碍者禁用。

（2）掌握好出血量，体壮可多放血，体弱、贫血者少放血，出血总量一般不超过 5ml。

（3）孕妇、产后、月经期慎用。

（4）刺络放血后避免患处接触冷水。

十、经筋疗法

经筋疗法是黄敬伟教授发明的以发掘中医经筋学说，结合民间经筋医术，利用综合消灶—多维系列解锁施治手段而创导的一种非药物疗法，可用于面瘫的辅助治疗。

1. 经筋治疗机制

人体经筋系统由于动态活动等作用，使机体潜伏着大量筋性致病因，为有效消除机体病症的筋性致病因，经筋疗法有效揭示出隐蔽于人体筋性致因"筋结"病灶体的体征、类型及分布规律，创立了手式查灶法，揭示出人体筋性组织病变形成的"筋结"病灶体的"四位一体"临床表现，确立了以病灶为治疗穴位，以消除病灶为医疗手段，"从筋治愈"人体难治病的诊疗体系。采用"针对病灶的手法－针刺－拔罐－辅助治疗"四联疗法手段，构成了"综合消灶－系列解结－多维解锁－整体调整"的诊疗体系。比单一针灸、按摩法更具特色，并且有对病灶固灶行治，保证施治准确，直达病所，有去因治病的特点，具有舒筋活络、理筋整复、通痹止痛的功效。

2. 经筋疗法的治疗范围

偏头痛、颈椎病、肩周炎、周围性面瘫、中风偏瘫、腰椎间盘突出症、膝关节骨性关节炎、神经衰弱、弱智、小儿脑瘫、慢性疲劳综合征等。

3.经筋疗法的治疗方法

查灶诊病，消灶治病，采用"经筋手法－针刺－拔罐－辅助治疗"的"四联疗法手段"进行治疗。

（1）理筋手法：以手、肘等部位为诊治工具，运用功钳手、掌功手、肘臂法等手法，于机体的筋结病灶分布规律的部位上查灶诊病，按筋结病灶的分布规律进行消灶治病。面瘫用功钳手、掌功手进行治疗，选取面部、颈部腧穴如为主，适当配合上、下肢腧穴等。

（2）针灸：顽固的筋结病灶，用针灸固灶行针、一孔多针的方法消灶治病。选穴为面部、颈部腧穴如风池、翳风、阳白、鱼腰、攒竹、丝竹空、太阳、下关、颊车、四白、地仓、迎香、人中、承浆，条索状、结节状反应物、压痛点等，左手拇指固定施术部位，右手持针快速分别刺入，行提插捻转手法，即可有强烈的酸麻胀重沉的感觉。

（3）拔罐：对经筋穴拔罐有助于排除体内寒湿邪气，利于消灶治病，见于拔罐疗法。

（4）辅助治疗：对筋结病灶采用对症的药物外用等物理疗法以增强治疗效果。

十一、梅花针疗法

梅花针又称"七星针""皮肤针"，是由多支短针组成的一种针具。梅花针疗法是用梅花针叩刺人体一定部位或穴位以防治疾病的治疗方法，梅花针疗法依托于中医的"十二皮部"理论，属于《灵枢》"毛刺""浮刺"，"十二皮部"与经络、脏腑联系密切，运用梅花针叩刺皮部可激发、调节脏腑经络功能，具有调和气血、通经活络、祛瘀生新、疏风散邪等作用，治疗面瘫多作为辅助疗法。

1. 适应证

梅花针叩刺法临床适用范围较广，常用于治疗的疾病有湿疹、神经性皮炎、面瘫、过敏性疾患、荨麻疹、带状疱疹、感冒、咳嗽、哮喘、静脉曲张、乳腺增生、慢性肠胃病、痛经、颈肩腰腿痛等。

2. 部位与选穴

此法常可叩刺病变局部，也可选取相应的穴位，部位为患侧前额部、颞部、面部、口唇四周、耳垂前、耳后等，穴位以翳风、风池、攒竹、阳白、太阳、四白、下关、颧髎、颊车、地仓等为主。

3. 操作方法

患者取仰卧位或侧卧位，用75% 乙醇常规消毒上述部位后，以右手握针柄，无名指、小指将针柄末端固定于小鱼际处，拇、中二指夹持针柄，食指置于针柄中段上面，用梅花针直接叩刺，叩刺时速度一致，以腕部用力进行有节律叩刺，约70 次 / 分钟，轻度患者以叩刺局部皮肤略有潮红，患者无疼痛感为度，中度患者以叩刺局部皮肤潮红、无渗血，患者稍觉疼痛为度，重度、热性患者以叩刺至皮肤隐隐出血，患者有疼痛感为度。每日1 次，7 次为1 个疗程。临床中还常和拔罐疗法结合应用，梅花针叩刺后拔罐，临床收效较好。穴位的多少和叩刺力度的大小常由患者的体质、病情的不同和叩刺的部位而决定。

4.注意事项

恐针、凝血功能障碍、体质虚弱、饥饿、疲劳，心、肝、肾、肺功能衰退者，孕妇，皮肤感染、皮肤溃疡以及瘢痕和肿瘤部位禁用。

十二、埋线疗法

埋线疗法是通过埋线针，将羊肠线等埋入腧穴，经过针具和药线在穴位内持续产生的物理和化学作用，将其刺激信息和能量以及中药通过经络传入体内，而达到治疗疾病的一种治疗方法，埋线疗法适于面瘫时间较长、后遗症的治疗。

1.适应证

多用于治疗哮喘、胃炎、胃痛、腹泻、遗尿、尿失禁、糖尿病、面瘫、癫痫、肩周炎、颈椎病、腰椎间盘突出症、强直性脊柱炎、股骨头缺血性坏死、痿证以及脊髓灰质炎后遗症、神经官能症等。

2.选穴

埋线治疗面瘫选穴原则同毫针选穴，根据病症不同而辨证取穴。多选风池、翳风、阳白、鱼腰、攒竹、丝竹空、太阳、下关、颊车、四白、地仓、迎香、曲池、合谷、足三里、脾俞等腧穴。每次选穴较体针少，约为3~5个穴位，穴位较多时，可分组选取，年轻、体质较壮者，可多选腧穴，年龄较大、体质较弱者，宜少取腧穴。

3.操作方法

局部皮肤常规消毒，戴无菌手套，以0.5%~1%利多卡因局部麻醉，肌肉薄处，可将局部捏起，镊取一段约1~2cm长已消毒的羊肠线，放置在特制的埋线针或腰椎穿刺针针管的前端，后接针芯，左手拇食指绷紧或捏起进针部位皮肤，右手持针，刺入至所需的深度；出现针感后，边推针芯，边退针管，将羊肠线埋植在穴位的皮下组织或肌层内，针孔处覆盖消毒纱布，可以直刺埋线，也可斜刺，甚至透刺埋线，面部部位较浅，透刺较多，如地仓透颊车、牵正，颊车透下关，阳白透鱼腰，瞳子髎透太阳等，15天1次，下次可选已选的点，也可重新选点，3次为1个疗程。由于刺激损伤及羊肠线（异性蛋白）刺激，在1~5天内，局部可出现红、肿、痛、热等无菌性炎症反应。少数患者反应较重，切口处有少量渗出液，属正常现象，一般不需处理。

4.注意事项

（1）严格无菌操作，防止感染。

（2）两天内不要沾水，以防感染。

（3）发热患者不宜埋线。

（4）埋线最好埋在皮下组织与肌肉之间，肌肉丰满的地方可埋入肌层，羊肠线不可暴露在皮肤外面。

（5）面部软组织较薄，宜浅刺、斜刺、透刺，不宜针刺过深。

（6）皮肤局部有感染或有溃疡时不宜埋线。肺结核活动期、骨结核、严重心脏病或妊娠期等均不宜使用本法。

十三、割治疗法

割治疗法是用手术刀或其他器具切开某些穴位、部位，以防治病痛的一种治疗方法。疾病不同，割治部位不同，割治疗法多用于面瘫较久或顽固性面瘫的治疗，与其他针刺方法配合运用。

1. 适应证

哮喘、慢性胃肠病、小儿疳积、面瘫、头痛、神经衰弱等。

2. 治疗部位

患侧口腔黏膜上咬合白线。

3. 治疗方法

面瘫患者端坐于椅子上，头略后仰，张口，可以看到在患侧口腔黏膜上有一条咬合白线，多有瘀紫，即为治疗部位，局部常规消毒，用手术刀或其他器具在咬合白线上每隔 1cm 上下划割 1次，速度要快，用力轻浅，以防过深，出少量瘀血，盐水漱口或无菌干棉球清洁口腔，禁食 2~3 小时，保持口腔卫生，防止感染，隔日一次。

4. 注意事项

（1）严格消毒，以防感染。

（2）割治不可过深，以防损伤面部肌肉。

（3）出血性疾病禁用。

（4）精神紧张、畏惧割治者慎用。

十四、筋针疗法

筋针疗法是南京中医药大学刘农虞教授挖掘古灵枢针灸而创立的用以治疗经筋病变的新疗法，简便、安全、微痛、高效，患者乐于接受，可作为面瘫常规治疗方法。

（一）治疗原理

经筋包括筋膜、肌腱、韧带、肌肉、神经等，是十二经脉之气"结、聚、散、络"于筋肉、关节的体系，具有联络四肢百骸、主司关节运动的作用，《素问·痿论》："筋主束骨而利机关也。"其起于四末，向心性分布；分布于体表，又深入体腔；分支于头面、躯干，加强管窍、体腔的联系。经筋禀卫气，始发于足太阳，为卫气输布之处，由卫气温养而发挥"柔则养筋"的功能。经筋为病是由于正气虚弱，卫气不布或不足，不能发挥"循皮肤之中，分肉之间，熏于肓膜，散于胸腹"（《素问·痹论篇第四十三》）的功能，腠理空虚，风邪加寒湿乘虚侵袭，入腠袭筋，卫气与邪气结聚于筋，气津不布，营卫气血运行受阻，痹阻筋骨所致，治疗通过针刺疏调经筋、宣导卫气，使气血运行恢复正常，卫宣邪散津布。筋针的治疗原理与面瘫病因、治疗高度一致。

（二）治疗病症

经筋病症，包括筋性痹病、筋性窍病、筋性腔病。筋性痹病是以疼痛、运动障碍为主要表现的运动系统、神经系统疾病，包括颈椎病，落枕，肩周炎，肩、上肢肌腱炎，网球肘，腱鞘炎，腕管综合征，背肌筋膜炎，胸椎小关节紊乱，肋间神经痛，腰椎间盘突出症，第三腰椎横突综合征，腰扭伤，腰臀筋膜炎，肥大性脊柱炎，股骨头缺血性坏死，膝关节增生症，髌骨软化症，髌下脂肪垫损伤，膝部滑囊炎，下肢肌腱炎，损伤，踝扭伤，跟骨刺，跟腱炎等。筋性窍病包括头面五官、前后二阴经筋病变，如头痛、三叉神经痛、面瘫、中风、耳鸣、颞颌关节紊乱症等。筋性腔病为分布于胸腹腔的筋膜病变。

（三）治疗方法

1. 治疗部位

（1）常规取穴部位

①以痛为腧：压痛点为主要治疗部位，可为一般体位压痛，也可为特殊功能部位压痛，如肌肉抗阻力诱发疼痛。

②以结为腧：结为经筋病灶的阳性反应物，多为结节状、条索状、颗粒状等，可有轻压痛，也为主要治疗部位。

③以舒为腧：按之舒适、疼痛减轻处也为治疗部位，如《灵枢》"按之快然""按之痛解"，筋针治疗效果更为明显。

④肌筋膜触发点：肌筋膜触发点是由肌肉紧张引起的，以特殊方式如自发、触按、运动等引起或呈放射痛，也作为取穴点。

⑤神经节段：对于上述取穴部位不明显者，可根据神经节段在背腰脊柱旁开 0.5~1.5 寸之间选取筋穴。

（2）面瘫取穴部位

口角歪斜取翳风、地仓、颊车、颧髎、风池、下关等；露睛流泪取阳白、鱼腰、四白、攒竹、丝竹空等；鼻唇沟变浅取迎香、禾髎等；人中沟偏歪取水沟等；颏唇沟偏歪取承浆等。手足阳明、少阳、太阳经腧穴为主要取穴点。循经寻找压痛点、筋结点，也为治疗部位。

2. 治疗方法

取俯卧位、侧卧位，局部常规消毒后，以 0.3mm×30mm 的毫针或筋针进针，地仓、颊车、颧髎、风池、翳风、下关等纵刺或横刺，向里运针 20~25mm，阳白、四白、攒竹、丝竹空等纵刺或横刺，向里运针 15~20mm，压痛点、筋结点纵刺或横刺，向里运针深度依据压痛点、筋结点的大小而定，筋针疗法进针时微痛，运针、行针过程中基本没有感觉，更没有酸麻胀重沉痛等针感，如有酸麻胀重沉则说明针刺过深，如有疼痛，则说明针刺过浅，均应调整进针深度，留针 20~30 分钟，2 日 1 次，5 次为1 个疗程。

十五、小周天疗法

小周天疗法是以修炼小周天过程中感觉不易通过的部位（穴位）为主要治疗部位，以微铍针等为治疗针具，通过调节、疏通小周天，进而调节十二经脉、脏腑以及全身功能，用以防治疾病的方法，小周天疗法手法较重，为治疗疑难病证的较好疗法，可用于面瘫后遗症、面痛较重的治疗，多可获得较好疗效。

（一）小周天的循行

小周天的循行从气海（下丹田）—会阴（阴窍）—长强骶骨（尾闾）—命门—至阳（夹脊）—大椎—风府（玉枕）—百会（泥丸宫）—印堂（上丹田）—直下素髎或分两股—左右目珠—左右承泣（眼下）—左右面颊—舌尖（鹊桥）—天突（重楼）—膻中（中丹田）—鸠尾—神阙—气海（下丹田）一周，往复循行，因其范围相对较小，故称小周天。

（二）小周天的功能

小周天由任督二脉组成，其功能为任督二脉功能的复合、提升，功能远大于任督二脉。

1.独立循环，自成一体

小周天从下丹田出发，向下经会阴，过肛门向后，向上沿脊椎督脉通过尾闾、夹脊和玉枕三关，到头顶泥丸，再由两耳颊分道而下，会至舌尖，与任脉相接，沿胸腹正中向下还丹田循环一周，督脉主升，任脉主降，如此往复进行，独立存在，自成一个体系，为人体最基本的循环系统，也是机体调节的基本单位，治疗的基本单位，由于其循行路线最短、循环简单，调整速度快捷、高效，故治疗反应快捷，见效迅速，疗效好。

2.督领阴阳，统摄全身

小周天之任脉走行在人体前正中线，总调全身的阴经，统摄全身阴气和气血，为"阴脉之海"，"总任诸阴"。督脉走行在人体后正中线，督领全身的阳经，统摄全身阳气和真元，为"阳脉之海"，"总督一身阳经"。小周天统摄阴阳经是通过任督二脉与十二经多次、反复交会、相邻循行、脉气相通实现的，是统摄、督领阴阳经的总枢纽。

3.机体通道，运行气血

小周天由任督二脉组成，为经络的主干、气血运行的通道，由于其为机体最主要、最直接、口径最大的经络，故有"任脉主血，督脉主气，为人体经络主脉"之说，相对于整个经络系统，小周天之任督二脉，也是气血运行最主要的通道，为气血运行的"高速公路"。

4.沟通联络，调节机体

小周天能统摄诸经，是机体沟通协调的中心，同时任督二脉也是感应刺激、传导信息的中心，能调节人体的机能活动，使之保持协调、平衡。

5. 贮藏精气，营养机体

小周天修炼过程中，气血不断积聚，达到一定程度，满则溢，有突然通的感觉，说明其不但为气血运行通道，还为气血积聚之处、储藏之处，犹如宽窄不等的河道，也如带有湖泊的河道，真气充实于小周天通道中，有一定的储藏精气血的功能。

6. 络属于肾，化生元气

《奇经八脉考》："医书谓之任、督二脉，此元气之所由生，真息之所由起。"小周天化生元气是通过肾主元阴、元阳，为先天之本，而小周天之任督二脉与肾关系密切，与之经脉相连、脉气相通、互相络属，使得小周天内充实真气而实现的。

7. 调节气血，抵御外邪

小周天之任督二脉根据机体的形态结构形成了一些关窍，为机体进化的结果，这些关窍口径稍小，但关窍前容积较大，储蓄了气血，对气血的运行有一定的控制、调节作用，为机体的调节机构。外邪侵袭机体，顺经络而入，关窍又是护卫机体、抵御外邪入侵、正邪斗争的关键场所、重点场所，参与了抵御外邪、驱逐外邪的过程，这些关窍即是治疗的部位。

8. 反应证候，助诊病情

小周天循行路线上的关窍、穴位为正邪斗争的关键场所，也是气血易于聚结、郁结、郁滞的场所，气血的聚结、郁结、郁滞，使局部血运异常，更会带来局部的病理改变，既可出现内部的变化，也可出现体表的变化，体表可以出现一些结节状、条索状反应物，可出现压痛、敏感、高起、凹陷等，皮肤也可出现色素沉着、粗糙、出血点改变等，根据这些变化，可以帮助发现病变所在，帮助诊断病情，并可帮助判断疾病的性质，病位所在即治疗所在，也为治疗提供参考依据。

（三）小周天疗法的治疗作用

1. 针刺穴位，调节经络

小周天之穴位，多是任督二脉的主要穴位，是经气易于郁积、郁滞、阻滞之处，既是病变部位，也是治疗之处，通过对小周天穴位运用不同针具、不同手法刺激进行治疗，使郁积、郁滞、阻滞之处疏通，通过调节使经络通畅。小周天的穴位，皆具有全身整体治疗作用，即每个穴位既可调节全身，治疗全身性病变，同时又有一定的局部治疗作用，用于局部病变的治疗。

2. 疏导郁滞，助力运行

圆针疏导前后正中线任督二脉过程中，感到有连续的串珠样的突破感，说明通过疏导，阻塞之处即可被突破、贯通，气血郁积、郁滞解除，经脉通畅，气血运行正常，与小周天运行同向，疏导的方向性，也帮助、促进、加强、助力小周天的运行，不但疏通小周天，而且加快了小周天的运行。微铍针通过调节，疏通郁滞，畅通经脉。

3. 松解疏通，扩大关口

三关、三丹田、关窍等穴位为小周天运行中的关卡、关口、狭窄处，是经气郁积、郁滞处，气血易于阻塞处，也是经气运行调节处，打开关卡，松解、疏通关卡是治疗的关键所在，微铍针适度切割松解，不但强烈刺激了关卡的调节功能，使气血运行通过调节趋于正常，同时使关口放松，关口口径不同程度地扩大，关口更加通畅、高效，任督二脉气血运行通道变宽、变为通畅，阻塞减少，郁积、郁滞消失，阻塞得以疏通，气血运行更为通畅。较其他部位相比，前后正中部位的松解，两侧的牵拉力一直保持相同，对两侧组织的影响相等，避免了两侧因牵拉力的不相等、不平衡而产生新的病理改变，利于机体的康复和整个机体的阴阳恢复平衡。

4. 切割松解，修正经脉

狭窄、弯曲等异常处，对其部位进行切割松解，可松解狭窄、调整弯曲、调节功能，实施功能和物质基础的"再造"，使之变宽、变直，修正经脉，畅通经脉。

5. 针刺五体，调节脏腑

五体由五脏所主，与组织器官有着密切关系，五脏病变可以反映到五体，出现五体症状，五体病变也可影响五脏，出现脏腑、组织、器官症状，通过调整脏腑，治疗五体病变，也可通过针刺五体，治疗脏腑、组织、器官病变，这就是针刺等疗法治病道理所在。微铍针前后正中线的切割治疗、圆针的分剌，首先刺入的是皮，通过皮肤调整肺的功能活动，其次是筋，通过切割，使筋得到松解，消除紧张，经脉通畅，使"主束骨而利机关"功能恢复正常，亦调整了肝的功能，最后刺到的是骨，通过对骨的强刺激，调整肾的功能活动。脉无处不在，调节皮筋时，脉也得以调节，通过脉调节了心的功能，在刺筋、骨时，也不同程度地刺激肌肉，同时筋的松解，缓解了对肌肉的牵拉刺激，使肌肉放松，间接调整了肌肉，通过肌肉调节了脾的功能。脏腑得以调节，则全身得到调节。

6.疏导营卫，调节气血

《灵枢·刺节真邪第七十五》："用针之类，在于调气，气积于胃，以通营卫，各行其道。"营卫循行于脏腑经脉，尤其任督二脉，营卫失常可出现脏腑功能失常病症，针刺小周天之任督二脉的组织，对营卫具有调节作用，可治疗脏腑功能失常的病症。圆针通过对任督二脉皮下组织"分肉"的浮刺通透松解，有疏通调节卫气、小周天的作用，使卫气疏通。微铍针对前后正中线任、督二脉的切割松解，圆针的分刺，也有疏通小周天、调节营气的作用，使营气疏通，通过调节营卫的输布、运行，对脏腑、经络、组织等进行调节，从而达到治疗目的。

7.调理脏腑，平衡阴阳

小周天循行于前后正中线，前为胸腹为阴，后为腰背为阳，且为阴阳的中线，为调节阴阳的最佳部位。通过刺激前后正中线，可使阴阳恢复动态平衡，此法不但调节本身阴阳，还可调节十二经阴阳、整个机体阴阳。

（四）治疗病症

1.内科系统疾病

中风后遗症、头痛、眩晕、郁证、失眠、老年痴呆、面瘫、面肌痉挛、三叉神经痛、冠心病、哮喘、慢性胃炎、十二指肠溃疡、溃疡性结肠炎、便秘、前列腺炎、阳痿。

2.骨伤科疾病

颈椎病、肩周炎、网球肘、腰椎间盘突出症、腰椎管狭窄症、股骨头缺血性坏死、膝关节骨性关节炎、慢性膝关节滑囊炎。

3. 其他疾病

类风湿性关节炎、强直性脊柱炎、痛风、耳鸣、过敏性鼻炎、鼻窦炎、咽痛、痛经、乳腺增生、不孕、更年期综合征、带下证、银屑病、带状疱疹后遗神经痛、痔疮、小儿多动症。

（五）小周天治疗方法

1. 小周天疗法取穴特点

（1）穴位少而精，易于掌握，小周天主穴6个，常用穴位10多个，每次取穴1~2个，选穴较单纯，也易于掌握。

（2）以督脉穴为主，兼顾任脉。

（3）有整体治疗作用，兼有局部治疗作用。

（4）穴区可以是凹陷处，但多是骨高起处。

（5）督脉腧穴针尖朝上，任脉腧穴针尖朝下。

（6）每次选一个体位。

2. 治疗穴位

三关、三丹田、关窍之玉枕关、夹脊关、尾闾关、上中下丹田、阳窍等穴位（图5-2），这些穴位为人体气血结聚之处，也是易于阻塞之处，作为小周天治疗的主要部位，其不同于任督二脉普通的腧穴在棘突间的凹陷处，而是多在高起处、骨质上，多在颅骨正中、脊柱棘突、骶骨正中、胸骨正中、耻骨联合等，此处通道狭窄、应力较高、较集中，易于损伤，为病变部位，也为治疗部位，穴位可为一个点，也可为一定区域（图5-3），小周天治疗以督脉为主，兼顾任脉，任督二脉前后同治。

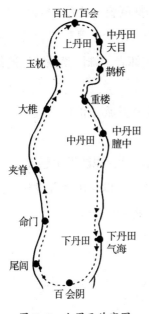

图 5-2　小周天关窍图　　　　　图 5-3　三关、三丹田范围

3. 刺法

取伏俯坐位、坐位、侧卧位，常规消毒后，局部麻醉，依次选取玉枕关、阳窍、尾闾关治疗。玉枕关微铍针快速刺入皮肤，朝内上方纵行切割至骨，对筋进行充分的纵行、横行切割松解，对骨进行磨骨强刺激。阳窍微铍针快速刺入皮肤，直至颅骨矢状缝，用力上下磨骨。尾闾关微铍针快速刺入皮肤，垂直纵行切割至骶骨，进行充分的纵行、横行切割松解。其次在天突（重楼）、大椎等进行治疗。每日 1 次，每次 1~2 穴。配合面部针灸治疗。

（六）注意事项

（1）严格消毒，以防感染。

（2）发热患者禁用。

（3）颈部治疗不可过深，以防损伤蛛网膜、延髓、脊髓。

（4）术前必须行 X 线片或 CT 检查，以诊断是否有骨质破坏或骨质疏松。对于肿瘤、结核等骨质破坏者、蛛网膜颗粒压迹部位、骨质疏松者，局部治疗时要慎用。

（5）血友病、再生障碍性贫血等出血疾病不能做微铍针，以防造成出血。

（6）局部有皮损或感染者不能做微铍针，以防发生感染。

（7）有高血压、心脏病要慎用微铍针，以免出现并发症。高血压、心脏病等严重内脏疾病患者可服药后再治疗。

（8）畏针者慎用。

（9）治疗后当天不能洗澡，以防感染。

（10）胸腹部宜浅刺。

十六、小针刀疗法

小针刀疗法是朱汉章教授发明创立的，是根据生物力学原理，将针灸针与外科手术刀有机地结合在一起而形成，具有针灸针与手术刀的双重功能。小针刀直径约 1mm，长 5.5~10mm，尖有刀刃，可剥削、松解粘连，效同手术刀，但避免了手术打开、操作面积大所带来的创伤及遗留瘢痕和再粘连等后遗症。于穴位顺经络方向纵行剥离，起到了针灸针刺激的作用，但其刺激量大，疏通经气滞结和结节样、条索样反应物迅速而完全，可收到针灸针无法比拟的效果，还可疏解肌肉、筋膜、韧带的紧张、痉挛，恢复周围力的平衡，小针刀疗法对于面瘫有一定疗效，尤其适用于面瘫后遗症患者。

（一）治疗原理

人体在静止状态时，所有组织器官都有相对稳定的位置关系，以维持正常的力学关系，即静态平衡。如果组织器官某一部位的相对稳定的关系遭到破坏，不能维持其正常的力学状态，失于平衡，即为静态平衡失调。

人体活动时，所有组织器官都有不同的活动范围，以维持其正常的力学状态，即为动态平衡。如果某一组织器官的正常活动范围遭到破坏，不能维持正常的力学状态，即为动态平衡失调。

面瘫是由于面部、颈部受凉、损伤等原因使面部、颈部力平衡失调，血运障碍，经脉空虚，外邪侵袭而发。顽固性面瘫由于病程较久，面神经的炎性水肿、渗出，导致面神经管口周围组织粘连，面神经在神经出口处受压，从而使其功能难以恢复，面颊部的硬结、条索常常是面神经颊支的卡压点，当用针刀松解这些面部的病变点时，可使面部病灶区的粘连被剥离，从而减少组织液渗出，消除水肿，使血液循环加快，组织营养得以改善，受卡压的面神经传导功能能得以恢复正常，同时恢复颈部、面部动态平衡，而且小针刀疏通周围腧穴经气凝滞、凝结，畅通气血运行，对于整体和局部的修复也起到积极的作用，从而达到治疗之目的。

（二）进针规程和常规操作方法

1.进针规程

（1）定点：在确定病变部位（施术部位）和摸清该处的解剖结构后，在进针部位做一标记，局部碘酊消毒后再用酒精脱碘，医者戴无菌手套，覆盖无菌洞巾。

（2）定向：为了有效地避开神经、血管和重要脏器，使刀口线和血管、神经及肌肉、韧带纤维走向平行，将刀口压在进针点上。

（3）加压分离：右手拇、示指捏住针柄，其余二指拖住针体，稍加压力不使其刺破皮肤，使进针点处形成一个长形凹陷，刀口线和血管、神经和肌纤维走向平行，血管、神经、肌肉等就被分离在刀刃两侧。

（4）刺入：右手拇、示指捏住针柄，其余二指拖住针体，以二指作为支点，压在进针点附近皮肤上，防止刀锋刺入皮肤后超过深度而损伤深部重要神经、血管和脏器，或深度超过病灶，损伤健康组织，继续加压，感到一种坚硬感，说明刀口下皮肤已被推挤到接近病变部位或骨质，稍一加压，即穿过皮肤，进针点处凹陷基本消失，神经、血管膨起在针体两侧，即可根据需要施行手术。对于腧穴，不要求有坚硬感、抵抗感，稍加用力刺入即可。

2. 常规操作方法

（1）纵行疏通剥离法：粘连结疤发生于肌腱、韧带附着点时，将刀口线和肌肉、韧带走向平行刺入患处，当刀口接触骨面时，按刀口线方向疏剥，附着点宽时，可分几条线疏剥。周围腧穴或条索状、结节状反应物等有经气凝滞、聚结时，将针刀刺入经气滞结处（不是在骨面上），沿肌纤维走行或经络循行方向进行剥离。纵行疏通剥离法为最基本、最常用的方法，也是治疗面瘫最主要的方法。

（2）横行剥离法：肌肉、韧带和骨发生粘连，将刀口线接触骨面时，做和肌肉、韧带走向垂直的铲剥，将肌肉或韧带从骨面上部分铲起，至感觉针下有松动感。

（3）切开剥离法：几种软组织互相粘连结疤，如肌肉与韧带、韧带与韧带、韧带与肌腱等互相结疤粘连时，将刀口线和肌肉、韧带走向平行刺入患处，将互相间的粘连结疤切开。

（4）通透剥离法：范围较大的粘连板结，无法进行逐点剥离，在板结点处可取数点进针，进针应选肌肉和肌肉等软组织相邻的间隙处，当针接触骨面时，除软组织在骨上的附着点之外，都将软组织从骨面上铲起，并将软组织间的粘连疏剥开来。

（5）切割肌纤维法：部分肌纤维紧张，引起疼痛和功能活动障碍，将刀口线和肌纤维垂直刺入，切断少量紧张的肌纤维。

临床治疗面瘫时，由于面部软组织较少，神经、血管丰富，只能用轻柔的手法，以纵行疏通剥离、横行剥离为主，且每个部位只剥离2~3刀，遇硬结行通透剥离2~3刀，其他手法较少用到。

（三）治疗方法

患者取俯卧位，胸部垫枕，医者用拇指在患侧乳突及颈部触按，找出条索状、结节状反应物及压痛点，做好标记，局部常规消毒，戴无菌手套，小针刀严格按照四步操作规程进针刀，刀口线与肌纤维走行一致，刺入后缓慢进针刀，如有触电感则退针后改变进针角度，重新进针，患者有酸胀感时，行纵向疏通、横向剥离2~3下，遇硬结行切割通透剥离，待刀下有松动感时出针刀，创可贴贴敷。

患者仰卧或侧卧，头偏向健侧，在阳白穴、太阳、颧髎、听宫、颊车、牵正、翳风、迎香、面部压痛点，条索状、结节状反应物处做好标记，局部常规消毒，刀口线与肌纤维走行一致，小针刀从标记点针体垂直皮肤表面进针，纵向、横向疏通剥离 1~2 下，并按压数分钟，以防出血。

面部软组织较薄，神经、血管丰富，宜用小号针刀或微针刀，手法轻柔，避免大幅度或过度操作。

一周一次，3 次为 1 个疗程。

（四）注意事项

（1）面部肌肉较少，神经、血管丰富，进针应缓慢摸索进针，以免损伤神经、血管。

（2）感染性疾病禁用，以免引起感染扩散，但治疗此类疾病较远距离的腧穴可用。

（3）高血压、严重内脏病、有发热症状、局部皮肤感染、凝血功能障碍等患者禁用或慎用。

（4）老年体弱者，可用局部麻醉，以减轻施术疼痛，消除患者心理紧张，使肌肉放松。

（5）小针刀疗法虽为闭合性手术，感染概率低，但亦应在手术室进行严格无菌操作，以免发生感染。

（6）小针刀施术时要在骨面或贴近骨面进行，避免损伤血管、神经，在软组织间施术应在无大血管、神经干处。

第六章　穴位注射

　　穴位注射又称水针，是选用中、西医液体药物，注射入有关经络腧穴，以治疗疾病的一种方法。穴位注射较单纯穴位针刺更具有疏散风邪、息风化痰、活血化瘀、益气补血等作用，对各种软组织损伤性病变、神经损伤性病变、关节痛性病变疗效显著，是治疗面瘫的常用方法。穴位注射是根据辨证归经、辨证取穴，将药物作用于腧穴，穴位注射所用药物多是中药制剂或维生素，且主要是辨证用药，针对性更强，穴位注射是药物与针刺的双重协同作用，但其疗效远大于相加之和，具有用药量小（为正常药物用量的1/3左右）、疗效显著、副作用小的特点。穴位注射基本没有副作用，可每天反复长期运用，所以近年来穴位注射治疗范围越来越广，治疗病症越来越多，但应用最广泛的还是各种软组织损伤、面瘫等各种瘫痪性疾病，穴位注射多与针灸配合运用。

一、常用药物

　　面瘫患者多选用祛风散寒、活血化瘀、舒筋活络、补益气血等中药制剂。西药有维生素类、神经恢复类、局麻药等。

（一）中草药制剂

1. 复方当归注射液

［组成］当归、川芎、红花。辅料：聚山梨酯 80、氢氧化钠。

［功效与主治］活血通经、祛瘀止痛。用于痛经、经闭、跌仆损伤、风湿痹痛等。

［用法用量］肌内、穴位注射。肌内注射一次 1~2 支，一日 1次；穴位注射，一穴 0.3~1ml，一次 2~6 穴，一日或隔日 1 次。

［注意事项］有出血倾向、妇女月经过多及过敏体质者慎用。药品性状发生改变时禁止使用。孕妇及对本品过敏者禁用。

2. 黄芪注射液

［组成］黄芪。

［功效与主治］益气养元、扶正祛邪、养心通脉、健脾利湿。用于脾胃虚弱、气血不足之面瘫，心气虚损、血脉瘀阻之病毒性心肌炎、心功能不全及脾虚湿困之肝炎。

［用法用量］肌内或穴位注射，一次 2~4ml，一日 1~2 次；静脉滴注一次 10~20ml，一日 1 次。

［注意事项］对本药过敏者禁用。

3. 红花注射液

［组成］红花。

［功效与主治］活血化瘀、消肿止痛。主要用于治疗血瘀型面瘫、闭塞性脑血管疾病、冠心病、心肌梗死；对高血脂症、糖尿病并发症、脉管炎、月经不调、类风湿性关节炎等有辅助治疗作用。

［用法用量］治疗闭塞性脑血管疾病、脉管炎等静脉滴注，

一次 15ml，一日 1 次，15~20 次为 1 个疗程。治疗冠心病静脉滴注，一次 5~20ml，稀释后应用，一日 1 次，10~14 次为 1 个疗程。肌内注射，一次 2.5~5ml，一日 1~2 次。穴位注射，一次 2.5~5ml，1 日 1 次。

4. 丹参注射液

［组成］丹参，每毫升相当于生药 2g。

［功效与主治］活血化瘀，用于治疗血瘀型面瘫、颈椎病、肩周炎、心绞痛、心肌梗死等。

［用法用量］穴位或肌内注射，每次 2ml，每日 1 次。

（二）西药

1. 利多卡因

［药理作用］局部麻醉作用较普鲁卡因强 2 倍，持续麻醉时间也较之长一倍，毒性也相应增大，穿透性、扩散性强。利多卡因具有抗心律失常作用，对窦性心律失常疗效较好，作用时间短暂，无蓄积性，可反复使用，不抑制心肌收缩力，治疗剂量血压不降低。

［用法用量］常用量为 0.5%~1.0% 利多卡因 2~5ml，一次不超过 0.05g。利多卡因起效快、副作用少、配伍较为广泛，临床较为常用。

［毒性反应］常用剂量一般不会引起毒性反应。但毒性反应的发生率比普鲁卡因高，较轻者可有头晕、眼发黑，重者为纤细的骨骼肌震颤或抽搐。对抽搐者可给苯巴比妥、苯妥英钠等。对心肝功能不全者，应适当减量，禁用于二三度房室传导阻滞、有癫痫大发作史、肝功能严重不全者。

2. 布吡卡因

［药理作用］为长效局部麻醉药，临床上不仅用于麻醉，而且用于神经阻滞，其麻醉效能比利多卡因强约4倍，一般给药后4~10分钟开始发挥作用，15~25分钟达到高峰，用其0.5％的溶液加肾上腺素行硬膜外阻滞麻醉，作用可持续5小时，弥散度与利多卡因相仿。本品在血液里浓度低，体内积蓄少，作用持续时间长，为一种比较安全的长效局麻药。

［用法用量］局部浸润麻醉，成人一般用0.25％，儿童用0.1％，小神经阻滞用0.25％，大神经阻滞用0.5％，硬膜外麻醉用0.5％~0.75％。成人常用剂量为2mg/kg，一次应用最大剂量为200mg。

［注意事项］与碱性药物混合会发生沉淀。

3. 维生素 B_1

见药物治疗。

4. 维生素 B_{12}

见药物治疗。

5. 甲钴胺注射液

见药物治疗。

6. 维生素 B_6

见药物治疗。

7. 氢溴酸加兰他敏

见药物治疗。

8. 康络素

见药物治疗。

9. 磷酸一叶秋碱

见药物治疗。

10. 三磷酸腺苷

见药物治疗。

11. 肌苷

见药物治疗。

二、穴位选择

面瘫穴位注射的选穴原则同毫针一样，都是根据针灸治疗的原则进行辨经选穴，但穴位注射与针刺选穴不尽相同，其特点是少而精。根据循经选穴、远近选穴等原则，一般选择风池、翳风、阳白、鱼腰、攒竹、丝竹空、太阳、下关、颊车、四白、地仓、迎香、人中、承浆、曲池、合谷、足三里、压痛点，结节样、条索样反应物等，这些部位是经气聚结之处，也是气血阻滞之处。

三、操作方法

根据所选穴位及用药量的不同选择 5ml 或 10ml 注射器和 5 号针头，抽好药液，局部常规消毒后，将针头按穴位所规定的方向和深度快速刺入皮下组织，可直刺，也可斜刺、平刺，然后缓慢推进或上下提插，探得穴位有酸、麻、胀、重、沉等"得气"感后，回抽无回血，将药物推入。一般中等速度推入药液，年老体弱者用轻刺激，将药液缓缓轻轻推入。如注入较多药液时，可将注射针头由深部退到浅层，边退边推药，或将注射针改变几个角度注射药液。风池、翳风、太阳、下关、颊车、地仓、曲池、合谷、足三里可刺 0.5~1 寸，每穴推注约 1~1.5ml 药液；阳白、鱼腰、攒竹、丝竹空、四白、地仓、迎香、人中、承浆等多刺0.3~0.5 寸，每穴推注 0.5~1ml 药液。

每次选 3~5 个穴位，每日或隔日 1 次，反应强烈者可 2~3 日1 次，穴位分 2~3 组交替选用，7 次为 1 个疗程。

四、注意事项

（1）注意寻找针感，一般多产生酸、麻、胀的"得气"感，如没有针感，应将针头退至皮下改变角度继续寻找。

（2）严格遵守无菌操作，以防感染。

（3）注意药物性能、药理作用、剂量、配伍禁忌、副作用、过敏反应等，一般治疗面瘫的药物没有过敏反应，副作用也较小，但多为中药制剂，配伍制剂可出现浑浊、絮状物、沉淀等，因此应严格注意配伍禁忌，注射前认真检查药液有无化学反应。

（4）药液不宜流入关节腔，进入关节腔可引起关节红肿、发热等反应。

（5）切忌进入血管，如刺入血管，回抽有回血，可稍退改变角度。

（6）神经干经过的部位行穴位注射时，应避开神经干，以不达到神经干所在深度为宜，如针尖触到神经干，患者有触电感、烧灼感，要稍退针并改变角度，然后再推药，以免损伤神经。

（7）年老体弱者，注射部位不宜过多，用药量应酌情减少。

第七章 物理疗法

物理疗法是指使用电、光、声、磁、冷、热、水、力等因子治疗疾病，恢复与重建功能的一种方法，简称理疗。物理疗法具有降低神经的兴奋性、调节自主神经的功能紊乱、促进血液循环、增强组织代谢、加速致痛物质的排泄、消除无菌炎症、改善功能活动等作用，从而达到治疗面瘫的目的。

物理疗法无创伤、无痛苦、无明显的副作用，且治疗时较为舒适，患者易于接受。可作为治疗面瘫的辅助治疗。面瘫常用的物理疗法有电疗法、光疗法、激光疗法、艾灸疗法、刮痧疗法、拔罐疗法等。

一、电疗法

应用电治疗疾病的方法称为电疗法。临床治疗中，根据所采用电流的频率不同，电疗法通常分为低频电疗法（采用0~1RHz的低频电流）、中频电疗法（电流为1RHz~100RHz）、高频电疗法（电流为100RHz~300RHz）、直流电疗法、静电疗法等。本章主要介绍几种临床上常用的效果较好的治疗面瘫电疗法。

（一）神经肌肉电刺激疗法

以低频脉冲电流刺激神经及肌肉以促进人体功能恢复的方法称为神经肌肉电刺激疗法，又称电体操疗法。本疗法主要用于治疗面部瘫痪、麻木。

1. 治疗作用

（1）通过电刺激，使肌肉有节律地收缩，可加速肌肉的血液循环，改善营养状态，增加肌力。

（2）电刺激可激活肌纤维，使肌肉发生收缩，增强肌力。

（3）肌肉的被动活动替代其主动活动使肌肉得到锻炼，肌力得以加强，萎缩得以改善。

2. 治疗方法

本疗法所采用的仪器为低频脉冲诊疗仪。治疗前根据病情选用合适的治疗参数。治疗时耳后下、耳前方各放一个电极，刺激时可见患侧额部、顶部冠状面、面部、下颌运动，强度以患者能耐受、肌肉收缩明显、无疼痛为度，肌肉的收缩次数即收缩频率以患者不觉得患肌疲劳为度。一般采用治疗几分钟、休息几分钟的治疗方法。每日治疗 1 次，每次 30 分钟左右。10 日为 1 个疗程，疗程间隔 3 天。

（二）调制中频电疗法

中频电流被低频电流调制后，其频率及幅度全是低频电流的频率及幅度，以此种电流治疗疾病的方法为调制中频疗法。主要用于镇痛及肌萎缩，现临床应用较为广泛。

1. 治疗作用

（1）镇痛：电流作用于人体时，可使皮肤痛阈升高，而达到止痛效果，尤其是即时止痛效果更明显。

（2）消炎：电流刺激人体时，可使局部血管扩张、血液循环加快，局部血流得以改善，消除水肿，加速无菌炎症吸收。

（3）调节自主神经功能。

2. 适应证

神经炎、神经痛、神经根炎、废用性肌萎缩、关节炎、肩周炎、慢性胆囊炎、消化性溃疡、周围循环障碍、扭伤、挫伤、视网膜疾患等。

3. 治疗方法

目前采用的仪器为电脑中频治疗仪，内存多个电流处方。可根据症状及病情的需要采用适宜的电流处方。治疗采用导电橡胶电极，一电极放于耳后下茎乳孔处，另一电极放于面部，电流以 $0.2mA/cm^2$ 为宜，以患者能耐受为度。每次 30 分钟，每日 1 次，10 次为 1 个疗程。治疗处方可交替使用。

（三）微波电疗法

微波电疗法属于高频电疗法的一种。是利用 1m~1mm 的超高频电磁波治疗疾病的一种方法。

1. 治疗作用

（1）改善局部血液循环：在微波的作用下组织温度升高，动、静脉扩张，血流加快，血循环量增加。

（2）解痉止痛：微波的热作用深透，止痛、解痉作用明显。

应用微波的热效应与外热效应，作用于人体，能起到调整阴阳平衡、调节脏腑经络功能、加速血液循环、疏通经脉、消除水肿、减轻面神经受压、加速神经传导功能的恢复、缓解茎乳部疼痛等作用。

2. 治疗方法

多采用距离辐射法。治疗时辐射器与面部一般距离5cm左右，辐射器中心垂直对准头面颈部，所采用的剂量多为强剂量（1.5 W/cm^2）。

3. 禁忌证

出血倾向者、发热者、高血压患者、心血管功能不全者，局部感觉障碍者以及孕妇禁用。

二、光疗法

利用各种光线的辐射治疗疾病的方法，称为光疗法。所用的光线可以是日光，也可以是人工光源。人工光源主要有红外线灯。光之所以能治疗疾病，主要是应用了光的热效应、光电效应、光化学效应等。红外线治疗面瘫有一定疗效。

（一）红外线疗法

用波长760nm~1.5um的辐射线对人体局部照射以治疗疾病的方法称为红外线疗法。

1. 治疗作用

红外线的作用主要是热作用。一可改善局部血液循环，使血流加速，增强组织的营养，促进炎症产物的吸收。二可降低神经的兴奋性，具有镇痛、解痉的作用。

2. 治疗方法

目前采用的仪器为不发可见光的红外线灯、发光的白炽灯及光浴器，根据治疗部位的大小选用合适的治疗仪器。治疗时裸露治疗部位，将红外线发射器正对头面颈部，照射距离为 40~50cm 左右，以患部有舒适的热感为度。每次治疗 30 分钟，每日 1 次，10 次为 1 个疗程。

3. 禁忌证

面瘫伴高热、出血倾向、重症心血管疾病患者禁用。治疗过程中出现头晕、乏力、心慌等严重不良反应者禁用。

（二）特定电磁波治疗

特定电磁波治疗仪又称神灯。其辐射光谱为连续光谱，包含很大部分红外线与远红外线，为临床上运用最广泛的理疗仪器，多作为面瘫的辅助疗法。

1. 治疗作用

主要为热效应，同时辐射板上的涂料含有人体所需要的多种微量元素。随着温度的升高，可辐射出特定电磁波，调整干扰病区机体内微量元素的辐射波，产生热疗所不具备的综合效应。使病变部位血管扩张、血液循环加快，促进渗出物的吸收，达到温经散寒、舒经活络、调理气血、活血祛瘀的作用。

2. 治疗方法

将治疗仪灯头对准面部、耳后，照射距离为 30cm 左右，热感以患者温热舒适为度。每次 30 分钟，每日 1 次，10 次为 1 个疗程。多配合针灸使用，针刺同时照射。

三、激光疗法

应用激光治疗疾病的方法称为激光疗法，激光既具有一般光的物理特性，又具有亮度高、定向性强、相干性好的特点。临床上用以治疗面瘫的激光为氦－氖（He-Ne）激光。激光疗法没有疼痛，对于畏针者较为适宜。

1. 治疗作用

（1）镇痛：对局部组织产生刺激、光化作用，改善局部血液循环，加快致痛物质的排泄，抑制痛觉。

（2）针刺作用：激光照射穴位时通过对穴位的刺激，可调节人体脏腑经络的功能，补虚泻实、调理气血、舒经活络，对机体起良性调节作用。

（3）消炎作用：激光照射可提高白细胞的吞噬能力，增强免疫功能，加速炎症物质的吸收，从而达到消除炎症、恢复神经功能的目的。

2. 治疗方法

患者取仰卧位，激光器对准头面颈部、四肢腧穴，距皮肤20cm 左右，每次 20 分钟，每日 1 次，10 次为 1 个疗程。

3. 禁忌证

伴恶性肿瘤、皮肤病、出血倾向、发热患者禁用。

四、灸法

借助灸火的热力给人体腧穴以温热性刺激，以防治疾病的一种方法。《灵枢·官能》："针所不为，灸之所宜……阴阳皆虚，火自当之。"现在施灸的主要原料为艾叶。艾叶祛除杂质后，制成艾绒，再加工成灸炷或艾条即可应用于临床。适于面瘫寒证、虚证的治疗。

（一）灸法的作用

面瘫多为受凉所致，表现为面部麻木无力，灸法的主要作用为温经散寒、补阳益气、疏经活络、调理气血、恢复面部的功能活动。

（二）施灸方法

主要介绍常用的三种灸法：温针灸和温灸器灸、热敏灸。

1. 温针灸

温针灸是针刺与艾灸结合应用的一种治疗方法。选取穴位针刺得气后，施以补泻手法，留针时将一段 2cm 左右的艾条插在针尾上点燃，燃完后去除灰烬。可再插上一段艾条重新施灸。每次取穴 3~5 个，每穴施灸 30 分钟，每日 1 次，10 次为 1 个疗程。

2. 温灸器灸

利用温灸器进行施灸以治疗疾病的方法称为温灸器灸法。温灸器又名灸疗器，分温灸筒和温灸盒两种。临床上温灸盒最为常用。施灸时，将艾绒或掺加活血止痛药物的艾绒，加入温灸器的小筒，点燃后将温灸器之盖扣好，放于特定穴位进行治疗，多放于风池、翳风、太阳、下关、颊车、地仓等处，也可用艾条直接灸所选穴位，距离皮肤 3~4cm，灸至皮肤发红为度，每穴施灸 10 分钟，选穴 3~5 个，每日 1 次，10 次为 1 个疗程。

3. 热敏灸

（1）热敏灸的概念

热敏灸是利用点燃的艾材产生的艾热悬灸热敏态穴位，以激发透热、扩热、传热、局部不热远部热、表面不热深部热、非热感觉等热敏灸感和经气传导，并施以个体化的饱和消敏灸量，从而提高艾灸疗效的一种新疗法，是由江西中医学院陈日新教授发明的治疗虚寒性疾病的新疗法，面瘫多由受凉引起，适用于热敏灸治疗，面瘫后遗症尤为适宜，治疗期间应加强功能锻炼。

（2）热敏灸的特征

①透热：灸热从施灸穴位皮肤表面直接向深部组织穿透，甚至直达胸腹腔脏器。

②扩热：灸热以施灸穴位为中心向周围片状扩散。

③传热：灸热从施灸穴位开始循经脉路线向远部传导，甚至到达病所。

④局部不（微）热远部热：施灸部位不（或微）热，而远离施灸的部位感觉甚热。

⑤表面不（微）热深部热：施灸部位的皮肤不（或微）热，而皮肤下深部组织甚至胸腹腔脏器感觉甚热。

⑥其他非热感觉：施灸部位或远离施灸部位产生酸、胀、压、重、痛、麻、冷等非热感觉。

（3）热敏灸的治疗病症

感冒、慢性支气管炎、哮喘、消化性溃疡、功能性消化不良、肠易激综合征、功能性便秘、原发性痛经、盆腔炎、阳痿、慢性前列腺炎、偏头痛、面瘫、三叉神经痛、面肌痉挛、疱疹神经痛、中风、失眠、过敏性鼻炎、荨麻疹、颈椎病、肩周炎、网球肘、腰椎间盘突出症、膝关节骨质增生症、肌筋膜疼痛综合征等。

（4）热敏灸的治疗部位

根据整体观念和辨证施治、辨经施治的原则，初步确定治疗穴位，再运用回旋灸、循经往返灸、雀啄灸、温和灸等，确定穴位的详细定位。面瘫急性期选穴为翳风、下关、颊车、阳白、大椎，面瘫恢复期选取阳白、下关、颊车、足三里、神阙等穴位。

（5）热敏灸的方法

采用艾条悬灸，用单点温和灸、双点温和灸、三点温和灸、接力点温和灸、循经往返灸等方法施灸，产生热敏特征，固定部位施灸，时间 10~200 分钟不等，以热敏消除为准，1 日 1 次，10 次为 1 个疗程，间隔 2~3 天，再行第 2 个疗程。

（三）施灸注意

（1）面瘫属风热、热毒、肝肾阴虚者禁用。

（2）出现水疱，一般不用处理，较大者从水疱下面刺破，流出渗出液。

（3）注意不要烫伤。

五、刮痧疗法

刮痧疗法是指应用光滑的硬物器或用手指、金属针具等，在人体表面特殊部位，反复进行刮、挤、揪、捏、刺等物理刺激，造成皮肤表面出现瘀血点、瘀血斑或点状出血，通过刺激人体经脉以治疗疾病的方法，是深受人们欢迎的一种非药物疗法，由于刮痧后影响面部美观，可作为其他疗法效欠佳或后遗症面瘫的辅助治疗。

（一）刮痧疗法的功效

刮痧对人体特定部位是一种物理刺激，这就决定了它的功效。刮痧疗法具有解表祛邪、调和气血、开窍醒脑、清热解毒、舒经活络、行气止痛、运脾和胃、化浊祛湿、改善血液循环、促进细胞代谢、增强机体免疫力的功效。治疗面瘫取其解表祛邪、调和气血、舒经活络、改善血液循环的功效。

（二）刮痧疗法的主治

刮痧疗法主治较广泛，用于内、外、妇、儿等各科疾病的治疗。主要有感冒、咳嗽、头痛、眩晕、偏瘫、面瘫、面肌痉挛、三叉神经痛、脑力减退（健忘症）、心悸、失眠、神经衰弱、急慢性胃肠炎、落枕、颈椎病、肩周病、网球肘、末梢神经炎、肩背冷痛、肋间神经痛、腰椎间盘突出症、腰椎增生、膝关节痛、足跟痛等。

（三）刮痧疗法的常用器具与介质

1. 刮痧器具

硬币、蚌壳、铜勺柄、瓷碗、钥匙、特制刮痧板等。现多用特制刮痧板，多由水牛角制作。

2. 刮痧介质

为了减少刮痧时的阻力，避免皮肤损伤和增强疗效，在刮痧时常选用适当的润滑剂、活血剂作为介质。

（1）油剂：常用的有芝麻油、菜籽油、大豆油等。

（2）活血剂：是采用天然植物经提炼浓缩调配而成。具有活血化瘀、促进血液循环、扩张毛细血管、利于所出痧块的吸收且无毒副作用。因此，刮痧介质不仅具有润滑作用且有辅助治疗和缩短疗程作用。现多用刮痧油、正红花油等。

（四）刮痧的操作方法

刮患侧面翳风穴至风池穴、下颌部经颊车穴至地仓穴、手背合谷穴、腿部足三里、足部太冲穴等。

刮痧的方法：取仰卧位、侧卧位，充分暴露刮痧部位，局部常规消毒后，在施术处涂抹刮痧油，将刮痧板的平面朝下朝外，以 45°角沿一定方向刮摩，切不可成推、削之势。用力要均匀、适中，由轻渐重，不可忽轻忽重，以能耐受为度，刮拭面尽量拉长。刮痧顺序先耳后翳风穴至风池穴、太阳部、下关至颊车、颊车至地仓，再手背合谷穴、腿部足三里、足部太冲穴等。

刮摩方法自上而下，由内到外依次进行，一边刮拭，一边蘸油。直至皮肤出现红色瘀点、瘀斑，刮完一处，再刮另一处，不要无序地东刮一下，西刮一下。初次刮痧，不可一味强求出痧。刮完后，擦干油渍。

刮痧时间：每个部位刮 20 次左右，以患者能耐受、出痧为度；每次刮治 20~30 分钟，3~6 天刮一次（以痧斑完全消失为准），3~5 次为 1 个疗程。

（五）禁忌证

（1）对刮痧恐惧或过敏者禁用。

（2）拟刮痧部位有传染性皮肤病，疖肿、痈疮、瘢痕、溃烂者禁用。

（3）面瘫伴有出血倾向疾病者禁用。

（4）面瘫合并心、肝功能衰竭、肝硬化腹水者禁用。

六、拔罐法

以罐为工具，用燃火、抽气等方法，排除罐内空气，使之产生负压，吸附于施术部位，使局部造成瘀血现象，而达到治病目的一种治疗方法。治疗面瘫多用小号闪火法玻璃火罐治疗，作为针刺等治疗本病的一种辅助治疗。

1.治疗作用

拔罐具有温经通络、行气活血、消肿止痛的作用，大致机制如下。

（1）温热作用：火罐的温热效应可使局部血管扩张、血液循环加快，有利于营养物质的供应及炎症产物的消除，可产生消肿止痛等功效。

（2）负压作用：火罐的负压作用使得局部皮下瘀血、红细胞受到破坏而产生自身溶血反应，并产生类组胺性物质，对局部及整个人体均为一种良性刺激，对面瘫产生一种良性的调节作用。

2.治疗方法

用止血钳夹取97%的乙醇棉球一个，点燃后，在适宜型号的玻璃火罐绕1~3圈，将火退出，迅速将罐扣在选定部位，即可吸附于皮肤上。由于面部、耳后肌肉较薄，用小号罐，约10分钟罐内皮肤变紫或变红，针刺该处，可有瘀血拔出，用食指按压罐口皮肤，使罐内进入一定空气，负压解除，将罐取下。女患者时间可短些，时间过短，影响疗效，时间过长，可出现水疱、血疱，不好护理，影响治疗，也可在面部行闪罐疗法，即吸于皮肤上取下，再吸附，取下，反复 3~5 次，隔日治疗 1 次，10 次为 1 个疗程。

3. 禁忌证

皮肤有过敏、溃疡、水肿及大血管分布部位不宜拔罐，高热抽搐者，以及孕妇腰骶部亦不宜拔罐。

第八章　推拿

推拿是通过手法作用于人体体表的特定部位，以调节机体的生理、病理状况，达到治疗疾病的目的。推拿具有活血化瘀、舒筋活络、调节气血、解痉止痛的作用，治疗面瘫疗效较好，患者乐于接受，尤其是畏针者。适当的推拿手法，可促进面部组织活动，使气血流动，以促进面部的血液循环，增加血液灌流量，使局部温度升高，从而达到活血化瘀、调节气血、延缓肌肉萎缩的作用，争取神经功能得到早日恢复。面部软组织较薄，宜用较轻的手法，对于面瘫急性期更宜采用轻柔和缓手法，避免过度刺激，以舒筋活血、改善局部血液循环，对于慢性久病患者，因多不同程度地存在肌肉萎缩，可用较重的手法。

一、推拿手法

1. 一指禅法

一指禅法是用大拇指指端、罗纹面或偏峰着力于一定部位或穴位上、压痛点，腕部放松、沉肩、垂肘、悬腕，肘关节略低于手腕，以肘部为支点，前臂做主动摆动，带动腕部摆动和拇指关节做伸展活动。操作时产生的力持续地作用于治疗部位上，压力、频率、摆动幅度要均匀，动作要灵活，频率为每分钟

120~160 次。一指禅渗透力大，具有舒筋活络、调和营卫、祛瘀消肿的作用。

2. 揉法

揉法是用鱼际或手指罗纹面吸定于一定部位或穴位上，腕部放松，以肘部为支点，前臂做主动摆动，揉法具有活血化瘀、消肿止痛的作用。

3. 拿法

拿法是用大拇指和示、中两指或用大拇指和其余四指做相对用力，在一定部位和穴位上进行节律性提捏，力量要由轻到重，动作要缓和而有连贯性。拿法具有祛风散寒、活血化瘀、舒筋通络的作用。

4. 按法

按法是以拇指端、指腹、掌根等为着力点，按压于特定部位或穴位，使局部产生得气感。按法操作时着力点要紧贴体表，不可移动，用力要由轻到重。按法有舒筋活络、活血化瘀的作用。

5. 擦法

擦法是用手掌的大鱼际、小鱼际、掌根附着在体表一定部位，进行直线来回摩擦，本法来回运力要均匀，压力要适当，动作要均匀连续，频率一般为每分钟 100~120 次，擦法具有温经通络、行气活血、消肿止痛的作用，是一种柔和温热的刺激。

6. 抹法

抹法是用单手或双手的指面、掌面着力紧贴皮肤，稍施力做上下、左右或弧形的往返移动，其余四指轻轻扶住助力，使拇指能稳沉地完成手法操作，具有开窍镇静、安神明目、疏经通络的作用。

二、推拿方法

（1）医者用大拇指指端、罗纹面或偏峰着力于面部，沉肩、垂肘、悬腕，运用腕部的摆动灵活带动拇指关节屈伸活动，在经络及穴位上产生一种较重交替、持续不断的作用力。令患者仰卧，医者立于患侧，以患侧颜面为主，健侧颜面为辅，用一指禅手法轻柔地自印堂、阳白、睛明、四白、迎香、颧髎、下关、颊车、地仓等各穴往返治疗3~5分钟之后，患者改坐位，医者立于后侧，以同样的方法施于风池、翳风、颈部等3分钟。

（2）用拇指按揉印堂、睛明、阳白、攒竹、太阳、四白、下关、翳风、颊车、颧髎、地仓、迎香、水沟、承浆等，每穴约半分钟，以酸胀为度；用大鱼际揉面部前额及颊部3分钟。

（3）用双手拇指用抹法自印堂左右抹至两侧太阳6~8遍，从印堂向左右抹上下眼眶6~8遍，从迎香沿两侧颧骨抹向耳前听会6~8遍，注意睑部施以适宜力度。

（4）拿风池、天柱、肩井、曲池、合谷（对侧）、足三里等，每穴约1分钟。

（5）用擦法由眉上向下外方至耳前，再由地仓向外上方至耳前约3~5分钟，以透热为度。

三、自我按摩

自我按摩易于掌握、方便及时，能提高疗效、缩短病程，具体操作方法如下。

1. 双手拂面

四指并拢，两手掌自下颏沿鼻两侧向上推至额部，再从额分推至太阳穴，沿面颊推至下颏 8~10 次，用力要轻柔。

2. 捏患侧额部

用拇指、食指捏患侧的额部，从眉头至眉梢捏 8~10 次。

3. 推擦太阳穴

太阳穴位于眉梢与外眼角联线中点向后一横指处。用掌根自患侧太阳穴向耳尖上方推擦 8~10 次。

4. 轮刮眼睑

以两手食指及中指的罗纹面，分别从眼内眦向外均衡刮上下眼睑各 8~10 次，然后轻揉眼皮 8~10 转。

5. 揉按四白穴

四白穴位于瞳孔直下一横指半处。用食指顺时针与逆时针揉按四白穴，各揉按 8~10 次。

6. 推擦地仓穴

地仓穴位于嘴角旁一横指处。用手掌的掌根自患侧的地仓穴，向耳根部推擦 8~10 次。

7. 掌揉颊车穴

以同侧大鱼际肌紧贴病侧颊车穴（咀嚼肌高点），边揉边移至地仓穴（口角旁开 0.5cm），往返 10 次。

8. 揉按翳风穴

翳风穴位于耳垂后凹陷中，用手的食指顺时针与逆时针揉按翳风穴，各揉按 10 次。

以上步骤早晚各重复一次，通过按摩，能疏通经气，调和面部气血，兴奋麻痹的面部表情肌，促进疾病的恢复。

第九章 功能锻炼及预防

一、功能锻炼方法

功能锻炼是运用肢体的功能活动促进肢体功能康复，用来防治疾病的一种方法。关节的运动是靠肌肉的收缩、舒张来完成的，肌肉牵拉决定骨、关节的运动，其牵拉力的大小决定着活动程度，而肌肉的活动又受筋膜、韧带的牵拉，功能锻炼被动地增加面部肌肉活动，可改善血液循环，增加血液供应，促进新陈代谢，加速炎症的消散吸收，对于面瘫有不同程度的帮助，多作为辅助疗法，锻炼的方法有以下几种。

1. 额部

（1）尽力地皱眉，对其拮抗时，可以在眉的内侧处加一相反的力。

（2）用力抬眉，拮抗时可以在眉毛上面的中部施力。

2. 眼部

（1）用力闭眼。如不能完全闭合，可以用手指力量帮助。拮抗时在眼睑处施微力。

（2）紧闭眼和轻闭眼交替进行。

3. 鼻部

（1）尽量扩大鼻孔，似不能呼吸样。

（2）尽量缩小鼻孔，似遇到难闻气息样。

（3）双手交叉开，放在鼻的两侧，帮助皱鼻，在鼻根处形成皱纹。

4. 唇部

（1）用手指压住嘴两边，前伸嘴唇。

（2）用手指压住嘴两边，后拉嘴唇。

（3）运动上唇，做显露上牙龈动作。力量不足时，可以用手指轻轻地抬起上唇和鼻底之间的皮肤，协助运动。拮抗时，用手指从鼻底向唇方压。

（4）运动下唇，做先露下牙龈状，此时可感觉到颈部的紧张。力量不足时，可以用手指轻轻地下压下颌区皮肤，协助运动。拮抗时，用手指从颌部向唇方压皮肤。

（5）两唇之间携一物，然后试着移动。

（6）口角向两侧同时用力，避免只向一侧。

（7）用力张口，鼓腮训练，鼓腮漏气时，用手上、下担住患侧口轮匝肌进行训练。

二、面瘫的护理

1. 环境适宜

提供安全、舒适、整洁的病房，生活要有规律，情绪要乐观，保证患者有充足的睡眠时间，以促进神经功能的恢复。

2. 心理护理

患者多为突然起病，难免会产生紧张、焦虑、恐惧的情绪，担心面容改变而羞于见人及治疗效果不好而留下后遗症，这时要根据患者不同的心理特征，耐心做好解释和安慰疏导工作，缓解其紧张情绪，使患者情绪稳定，身心处于最佳状态接受治疗及护理，以提高治疗效果。

3. 饮食清淡

面瘫患者忌辛辣刺激性食物，进食时食物放在患侧颊部，细嚼慢咽，促进患侧肌肉被动锻炼，食后漱口，保持口腔清洁。

（1）补充钙：钙不仅对骨骼和智力有益，还能促进肌肉及神经功能恢复，由于面瘫患者是面神经传导障碍而导致肌肉萎缩，所以补钙很重要，排骨、深绿色蔬菜、蛋黄、海带、芝麻、水果、胡萝卜、西瓜、奶制品等都富含钙质，应适当摄入。

（2）维生素B族元素：维生素B族能够帮助神经传导物质的合成，促进神经的恢复，所以应该适当进补，维生素B族富含于下列食品中：香菜、番茄、冬瓜、黄瓜、木瓜、苹果、菠萝、梨、桃、西瓜、杏、柿子、葡萄等，应适当摄入。

（3）新鲜蔬菜、粗粮：面瘫患者在平常生活中，应多食新鲜蔬菜、粗粮，如豆类、黄豆成品、南瓜、玉米、洋葱、瘦肉、山楂、海带、大枣、苦瓜、丝瓜、冬瓜、黄瓜、甜瓜、香蕉、桑椹等。

（4）面瘫禁忌食物：面瘫患者不宜吃辛辣油腻食物。辛辣食物如辣椒、花椒、大葱、大蒜等，这类食物辛温燥热，易化火伤阴，有些面神经麻痹患者是由外感风热、中耳炎或脑膜炎等疾病引起的，辛辣食物或吸烟喝酒会加重风热、中耳炎等，从而加重面瘫病情。油腻食物如肥肉、油煎、油炸食品、年糕、糍粑等，这些食物质性黏腻，不易消化，容易助湿生痰，阻滞经络，面瘫患者是因风寒侵袭、阻滞经络所致，不利面瘫的恢复，故不宜食用。

4. 眼睛保护

由于眼睑闭合不全或不能闭合，瞬目动作及角膜反射消失，角膜长期外露，易导致眼内感染，损害角膜，因此眼睛的保护非常重要，应减少用眼，外出时戴墨镜保护，同时滴一些有润滑、消炎、营养作用的眼药水，如可用硼酸水洗眼，涂眼膏并加戴眼罩，睡觉时可戴眼罩或盖纱块保护。

5. 局部护理

温湿毛巾热敷面部，每日 2~3 次，并于早晚自行按摩患侧，按摩时力度要适宜，部位准确，只要患侧面肌能运动就可自行对镜子做皱额、闭眼、吹口哨、示齿等动作，每个动作做 10~20 次，每天 2~3 次，对于防止麻痹肌肉的萎缩及促进康复非常重要。

6. 面部保暖

用温水洗脸、刷牙。睡眠时勿靠近窗边，外出时穿带帽的上衣、戴口罩，避免直接吹风，注意天气变化，及时添加衣物，防止感冒。

7. 预防并发症

患侧眼睑闭合不全，少看电视、电脑，睡前涂抗生素眼药膏，以防角膜炎。

三、面瘫的预防

1. 避免受凉

预防面瘫要从小处做起，避免空调、电扇直吹身体，感到有点凉了就要调整风向或关掉电器。

2. 局部按摩

遇到大风和寒冷的天气，出门时要轻拍、轻按面部、耳后、颈部的一些重要穴位，增加自己的御寒能力。

3. 情绪乐观

要以乐观平和的精神状态面对工作和生活，减轻心理压力，避免过度劳累。面对来自工作、学习、社交、家庭生活等各方面的压力时，学会自我调节，保持愉悦的心情。如果面部出现麻木等不适，应该及早就医。

4. 适当锻炼

适当的锻炼会使体质得到显著的提高，在早晨、傍晚较凉爽的时候根据自身的情况选择一些适宜的体育项目，比如慢跑、打太极拳、练剑等，面部锻炼如抬眉、鼓气、双眼紧闭、张大嘴等，并要长期坚持。

5. 合理膳食

日常饮食以清淡为主，荤素搭配，多吃新鲜的蔬菜和水果，尤其是应季的水果，以维持足够的维生素摄入，因为饮食对面瘫的预防也很重要。

6. 保证休息

保证充足的睡眠时间和优质的睡眠质量，是面瘫预防工作中的基础性工作。生活、工作中注意休息，少看电视、玩电脑，减少光源刺激，避免过度疲劳。

主要参考文献

［1］朱汉章．小针刀疗法．北京：中国中医药出版社，1992.

［2］李平华．腰椎间盘突出症的非手术疗法．北京：中国医药科
　　技出版社，2011.

［3］刘农虞，刘恒志．筋针疗法．北京：人民卫生出版社，2016.

［4］符中华．浮针疗法治疗疼痛手册．北京：人民卫生出版社，
　　2011.

［5］马玉起．异时性双侧 Bell 氏麻痹 1 例．耳鼻咽喉头颈外科，
　　1996：3（4）：224.